# TRAITEMENT CHIRURGICAL

DE

# L'INFECTION PÉRITONÉALE

## POST-OPÉRATOIRE PRÉCOCE

## CHEZ LA FEMME

PAR

### Le Dʳ Paul BATIGNE

ANCIEN AIDE D'ANATOMIE
LAURÉAT DE LA FACULTÉ DE MÉDECINE
ET ANCIEN INTERNE DES HOPITAUX DE MONTPELLIER
INTERNE LAURÉAT DES HOPITAUX DE PARIS
MÉDAILLE DE BRONZE DE L'ASSISTANCE PUBLIQUE

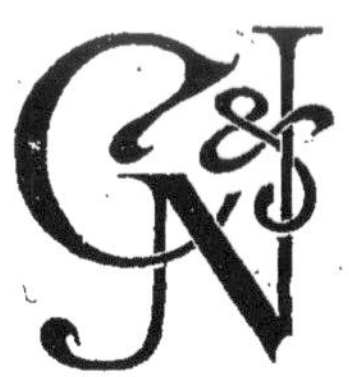

# PARIS

GEORGES CARRÉ ET C. NAUD, ÉDITEURS

3, RUE RACINE, 3

—

1898

# TRAITEMENT CHIRURGICAL

## DE

# L'INFECTION PÉRITONÉALE

## POST-OPÉRATOIRE PRÉCOCE

## CHEZ LA FEMME


PAR

## Le D<sup>r</sup> Paul BATIGNE

ANCIEN AIDE D'ANATOMIE
LAURÉAT DE LA FACULTÉ DE MÉDECINE
ET ANCIEN INTERNE DES HOPITAUX DE MONTPELLIER
INTERNE LAURÉAT DES HOPITAUX DE PARIS
MÉDAILLE DE BRONZE DE L'ASSISTANCE PUBLIQUE


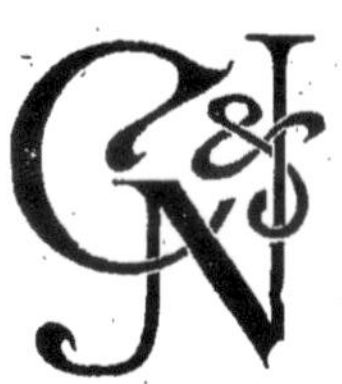


# PARIS

## GEORGES CARRÉ ET C. NAUD, ÉDITEURS

### 3, RUE RACINE, 3

—

1898

# PUBLICATIONS ANTÉRIEURES

*Recherches sur le minimum perceptible de l'olfaction et de la gustation chez les épileptiques* (en collaboration avec MM. Féré et Ouvry).

Société de biologie, 3o juillet 1892.

*Note sur les empreintes de la pulpe des doigts et des orteils* (en collaboration avec M. Féré).

Société de biologie, 22 octobre 1892.

*Étude de la sensation de pression chez les épileptiques* (en collaboration avec MM. Féré et Ouvry).

Société de biologie, 12 novembre 1892.

*Note sur un nouveau cas d'asphyxie locale des extrémités avec lésions congénitales de la peau, chez un épileptique* (par MM. Féré et Batigne).

Revue de médecine, 1892, p. 891.

*Note sur les anomalies du testicule chez les dégénérés et en particulier sur les inversions de l'épididyme* (par MM. Ch. Féré et P. Batigne).

Revue neurologique, 1893, p. 384.

*Note sur quelques phénomènes de compression du nerf cubital, produits par l'apophyse sus-épitrochléenne* (par MM. Féré et Batigne).

Revue neurologique, 15 février 1894.

*Arthrite sèche du genou avec productions osseuses simulant par leur disposition, des fragments d'une fracture ancienne de la rotule* (par MM. Batigne et P. Sainton).

*Société anatomique,* novembre 1896.

*Élimination d'une portion d'intestin, 13 jours après une hystérectomie abdominale totale pour fibrome* (par M. P. Batigne).

*Société anatomique,* janvier-février 1897.

*Fixation expérimentale du rein* (par MM. Derocque et Batigne).

*Société anatomique,* juillet 1897.

*Hématocèle rétro-utérine par rupture de grossesse tubaire* (par M. P. Batigne).

*Société anatomique,* décembre 1897.

A MON PÈRE

A MA MÈRE

A MA SŒUR


Je veux mettre en tête de ce travail le nom de mon père, le D$^r$ Edmond Batigne, mon premier maître, à qui je dois tant, et mon meilleur ami; qui m'a toujours montré par ses conseils et par son exemple, ce que doit être un médecin vraiment digne de ce nom, un homme de science modeste, de dévouement désintéressé et de probité professionnelle absolue.

# A M. LE PROFESSEUR LANNELONGUE

MEMBRE DE L'INSTITUT
QUE JE REMERCIE DE L'HONNEUR QU'IL ME FAIT
EN ACCEPTANT LA PRÉSIDENCE DE CETTE THÈSE

A LA MÉMOIRE DE MON MAITRE

# LE PROFESSEUR TRÉLAT

Je n'oublie point à qui je dois tout ce que je sais en médecine, et j'adresse au début de ce travail toute ma gratitude à mes maîtres de Montpellier et de Paris.

C'est ici, durant mon internat, que j'ai appris et aimé la science chirurgicale, que j'ai pu en étudier les branches, sous la direction de maîtres qui m'ont toujours généreusement fait part de leur grande expérience et de leur profond savoir.

Et, dans une même pensée de remerciements, j'unis les noms de M. le Pr S. DUPLAY et de MM. les Drs FELIZET, BAZY et RICHELOT.

Ils savent que je n'ignore point mes devoirs envers eux, combien je m'honore de leur appartenir et combien plus longtemps, j'aurais voulu écouter leur enseignement.

Il est pour moi bien agréable de dire au Dr MICHAUX tout mon dévouement, toute ma reconnaissance pour ses conseils éclairés, auxquels ce travail doit d'exister, pour sa direction, ses encouragements, son amitié, et que je suis profondément touché de l'accueil si cordial qu'il me fait toujours.

Je prie M. le D<sup>r</sup> Ch. Féré, médecin de l'hospice de Bicêtre, de voir en moi un élève très attaché, qui gardera toujours le souvenir vivace de sa grande sollicitude.

Et je veux aussi mettre ici le nom du D<sup>r</sup> Gérard Marchant, qui a bien voulu s'intéresser à moi, m'encourager de sa parole et de sa grande expérience, et lui dire tous mes remerciements.

## A TOUS MES MAITRES

— Pour leur bon accueil et leur enseignement, à MM. les D<sup>rs</sup> Ferrand, Guyot, Nélaton, Walther, Rochard, Pierre Delbet, Demoulin, Thiery.

# TRAITEMENT CHIRURGICAL

DE

# L'INFECTION PÉRITONÉALE POST-OPÉRATOIRE

## PRÉCOCE

## CHEZ LA FEMME

« On ne doit jamais prématurer une opération toujours grave par elle-même, mais il est infiniment plus
dangereux de la différer lorsqu'elle est indiquée. »

In Ch. West., *Leçons sur les maladies des femmes,*
trad. MAURIAC, Paris, 1870.

---

## INTRODUCTION ET EXPOSÉ

On aborde aujourd'hui franchement la séreuse péritonéale, dont le contact était jadis si redouté ; et le
danger des opérations abdominales étant beaucoup
amoindri de par l'antisepsie et les perfectionnements
de la technique, de très beaux succès doivent être mis
sur le compte de l'intervention.

Il n'en est malheureusement pas toujours ainsi, car
tous les cas sont loin de se ressembler ; il intervient,
en effet, ici, des notions de virulence microbienne, de
tolérance individuelle, de difficultés opératoires, qui
rendent impossible toute comparaison au point de vue
de la gravité des suites.

Je voudrais insister dans ce travail sur l'infection
post-opératoire précoce, forme très grave, trop fré-
quente encore, et affirmer qu'on peut lui opposer un

traitement actif, dont on doit attendre de beaux résultats.

Je ne veux point dire que l'on n'ait rien fait pour la faire disparaître du cadre nosologique. Nous savons, au contraire, que dans les cas où elle est à redouter, on s'est ingénié à l'éviter par nombre de moyens préventifs (antisepsie, hémostase, toilette minutieuse, drainage par tubes et substances capillaires.....) et qu'il y eut même exagération, dès le début, avec Sims et Bardenheuer.

Nous savons encore que, l'infection péritonéale installée, on a cherché à combattre le collapsus, à soutenir les forces de la malade, à relever le pouls filant et très faible, à lutter contre la dyspnée progressive, et il faut bien dire que ces indications sont bien plus souvent qu'on ne pense fort bien remplies par un ensemble de moyens parfaitement étudiés.

C'est ainsi que les injections intra-cellulaires ou veineuses de sérum artificiel, que les piqûres de caféine ou de spartéine, que la glace sur le ventre, et les purgatifs enfin, si vantés par les chirurgiens d'outremer, si décriés jadis, peuvent être du plus grand secours.

Tous ces moyens, dont on serait bien mal venu de se priver, ont cependant le tort de ne pas être assez rapides dans leur action et, surtout, de ne point s'attaquer directement à la cause.

Pourquoi cette sorte d'inaction chirurgicale ?

Elle s'expliquait jadis par la juste crainte d'arriver trop tard. Ouvrir le ventre, c'était alors vouloir amener ou activer le collapsus terminal, et produire un peu plus tôt une mort certaine. — On connaissait mal les débuts de l'infection post-opératoire. Ainsi, Gubler avait parlé de péritonisme foudroyant, résultat de la vive impression que détermine le sang sur la séreuse, et Kœberlé attribuait nombre de morts rapides post-opératoires à l'anémie globulaire. Puis, on invoqua beaucoup le schock, l'intoxication médicamenteuse.

De plus, il y avait méconnaissance complète des lésions d'autopsie, parce que l'infection péritonéale aiguë est une chose qui ne se voit pas, et qu'il est des cas dont l'évolution très rapide a sidéré l'individu, sans laisser de traces tangibles, et sans permettre au péritoine d'organiser la résistance.

Il n'en est pas ainsi à l'heure actuelle ; on peut surprendre à ses débuts l'infection post-opératoire. — On ne méconnaît pas une septicémie commençante, et on ne la confond pas avec des accidents qui n'ont rien de commun avec elle.

### TABLEAU SYMPTOMATOLOGIQUE

Cette infection ne se présente pas toujours avec les mêmes allures et n'affecte pas toujours la même évolution. Mais, il est possible, pour en fixer les caractères, de grouper les divers éléments de la symptomatologie en un tableau d'ensemble sur lequel je soulignerai les points essentiels.

Voici une malade laparotomisée pour pyo-salpinx. Il y avait des adhérences étendues, et pendant le décollement, une rupture s'est produite, avec irruption de pus fétide, nécessitant une toilette sérieuse, et l'établissement d'un drainage.

Dès le lendemain, ou même, dès le soir, on constate que la malade n'est pas bien, qu'il y a de l'agitation et de la tension abdominale, un peu d'état nauséeux.

Au matin, la température est élevée, 39° à 39°,5 ; le pouls est rapide ou inégal, mais pas fort, et va s'affaiblissant progressivement. Le facies est caractéristique, et frappe immédiatement l'entourage. Le regard est inquiet, les yeux excavés, les narines dilatées et en mouvement.

Si l'on se porte à l'examen du ventre, on le trouve légèrement d'abord, puis de plus en plus ballonné et sensible.

L'état s'aggrave dans la journée et la nuit suivante, avec langue rôtie, augmentation des nausées, dyspnée, soif vive, hoquets et apparition de vomissements bilieux.

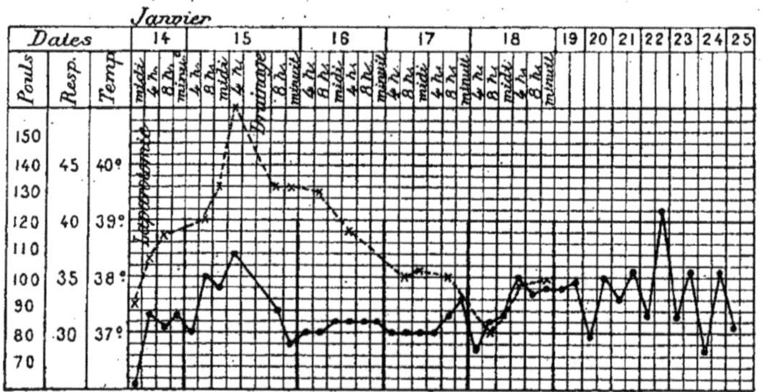

Le pouls augmente sa rapidité. Il est filant, et fréquemment, signe de grande valeur, il y a dissociation entre cette augmentation du nombre des pulsations, et la faible élévation thermique, voire même l'hypothermie. *(Voyez obs. XX)*.

Les extrémités se refroidissent, le teint devient sub-ictérique. Il y a du délire nocturne, une diminution considérable de la sécrétion urinaire. C'est la fin très proche.

Chez certaines opérées, un intervalle, variable du reste, existe entre l'opération et le début des accidents d'infection. Chez d'autres, l'infection affecte des allures tout à fait rapides, amenant la mort en 36, 24, 18 heures.

Quelques points de ce tableau doivent être retenus comme particulièrement importants, et je veux parler surtout des modifications du pouls et de la sensibilité abdominale. A propos des premières, on peut dire qu'elles suffisent à faire faire le diagnostic, à condition que le pouls de la malade soit bien connu et ait été examiné à plusieurs reprises avant le jour de l'opération. Lawson Tait (1) le recommande avec raison.

Dans tous les cas, elles constituent un élément de pronostic de première valeur.

Le pouls est augmenté en fréquence ; il bat à 125, 130, 140, 160 même. Sa force diminue progressivement, et il est curieux de constater avec quelle rapidité se produisent ces modifications successives. D'abord rapide et bien frappé, il devient vite mou, petit, fuyant et l'on s'aperçoit de ces changements dès le jour même de l'opération.

Si les pulsations sont irrégulières et vacillantes, et

---

(1) Traité des maladies des ovaires, trad. A. Olivier, 1886. O. Doin, p. 401 et seq.

si cette irrégularité n'est pas justiciable d'une autre explication connue, on doit croire à une très grande gravité.

Enfin, on a dit que l'association d'une température peu élevée ou hyponormale et d'un pouls battant avec rapidité, était d'un funeste présage. Cela est exact ; mais il est également vrai que la marche parallèle du grand nombre des pulsations et de l'élévation thermique, est du plus mauvais pronostic.

Au point de vue des manifestations douloureuses du côté de l'abdomen, on voit de grosses différences suivant la période plus ou moins éloignée du début.

Au début, la douleur n'existe généralement pas. Dans tous les cas, elle n'attire pas l'attention. Il y a de l'oppression, de la pesanteur abdominale, pas de véritables douleurs, rien qui rappelle la sensibilité exquise de la péritonite aiguë.

Il en est de même de la douleur provoquée, et c'est pour cela que Nardou-Durozier (1), qui avait vu ces accidents, sans les bien interpréter, les désignait du nom de forme latente de péritonite.

La malade ne se plaint pas du moindre attouchement, ni même de la palpation abdominale. Cependant, cette douleur finit par apparaître avec les progrès de la maladie, et tout à fait localisée d'abord à l'hypogastre, au-dessus de la symphyse, elle s'étend progressivement avec l'envahissement du péritoine, atteint les fosses iliaques, et remonte en se généralisant à toute

_______________

(1) *Thèse*, Paris, 1869.

la cavité abdominale; mais déjà, dans les formes très rapides, la septicémie s'est diffusée dans tout l'organisme et l'état d'affaissement du malade fait qu'il réagit peu à l'examen direct.

De cette symptomatologie si saisissante par ses caractères et sa marche, deux déductions se dégagent : d'abord la nécessité d'intervenir de bonne heure ; ensuite l'importance qu'il y a de ne pas insister sur le traitement symptomatique, pour s'adresser directement à la cause.

### PRÉCOCITÉ DE L'INTERVENTION

A quel moment précis l'intervention doit-elle être tentée ?

Je répondrai d'abord, que toujours elle devrait être tentée, même dans les cas désespérés, puisque les malades sont irrévocablement condamnées.

Hégar et Kaltenbach (1) comprenant la nécessité de cette intervention écrivent que « si l'épanchement devient septique, comme par exemple on peut le voir après une laparotomie, il ne faut pas compter sur l'enlèvement du liquide, ni sur le drainage consécutif de la cavité abdominale pour mettre sûrement les femmes à l'abri de la mort, et cependant c'est là ce qu'il faut faire, car il n'y a rien à perdre, mais tout à gagner en agissant ainsi ».

Plus près de nous, Forgue et Reclus, dans leur

---

(1) Traité de gynécologie opératoire, trad. P. Bar. Paris, Steinheil, 1885, p. 458.

traité de thérapeutique chirurgicale (1re édition), nous disent très clairement que malgré les médiocres résultats donnés par la réouverture de l'abdomen, dans le but de désinfecter la séreuse et enrayer la péritonite post-opératoire, il faut agir : « En face de ces péritonites post-laparotomiques, qui suivent à bref délai l'opération, qui ne sont pas de la parésie intestinale pure et simple ; devant la mort, dénouement obligé de ces processus rapides, il y a mieux et plus à faire que de prescrire la glace, l'opium et le champagne frappé ».

Greig Smith (1), enfin, dit avec énergie que jamais on ne devrait laisser mourir une malade, sans lui avoir donné cette chance de guérison.

J'arrête là ces citations courageuses, à côté desquelles on pourrait mettre les noms de Levrat, Jullien, Duffau-Lagarosse, Fritsch, Mégrat, Poncet, et qui sont nettement pour l'intervention dans tous les cas.

Mais il faut bien le dire, cette intervention n'a de chances de réussir qu'autant qu'elle est pratiquée dès le début même des accidents.

La marche des accidents, nous le savons, est extrêmement rapide ; la diffusion de la septicémie, d'abord localisée, se fait très vite à tout l'organisme. C'est avant cela que l'on doit avoir agi.

A la Société de médecine de Strasbourg (*Gaz. méd. de Strasbourg*, 1867, p. 31) nous voyons Kœberlé répondre à Strohl, qui lui reprochait de n'avoir pas d'abord

------

(1) J. Greig Smith. Chirurgie abdominale, trad. P. Vallin. Paris, Steinheil, 1894, p. 163 et seq.

employé le collodion (v. obs. 31) que ce moyen n'est pas à mettre en usage, toutes les fois que l'on a à combattre des péritonites septiques, *dont la marche rapide met la vie des malades en danger*. Nous le voyons dire plus loin, p. 44, que : « Attendre, c'est s'exposer à voir le liquide s'accumuler, devenir septique, et il le devient rapidement, et provoquer des péritonites générales redoutables par leur gravité ».

Cet auteur est enfin plus précis quand il répond par l'*affirmative* à la question de Schutzenberger et Villemin : « faut-il ouvrir le péritoine à la première période de l'inflammation, alors qu'il n'y a encore qu'un liquide séro-sanguinolent, et que tout peut faire penser que le pus n'a pas encore eu le temps de se produire » ?

Il ne faut donc pas s'amuser à temporiser. Il ne faut pas attendre un enkystement qui n'a pas de tendance à se produire. Il faut se rappeler que le pronostic opératoire est d'autant meilleur que le chirurgien intervient à une époque plus rapprochée du début des accidents ; qu'il n'y a pas une seule minute à perdre, et qu'il est parfois trop tard pour opérer après 48 heures.

Quelle sera donc l'indication précise ?

On peut dire, avec quelque apparence de banalité, que si le pouls et la température ne sont pas, après une opération abdominale, ce qu'ils doivent être, le chirurgien a le devoir de se tenir prêt.

Et nous n'entendons pas dire par ces mots, qu'il faille trouver la malade en parfait état de quiétude et de bien-être, pour que le pronostic porté soit favorable. On doit, au contraire, se méfier des malades qui vont très bien, trop bien, à la suite d'une opération abdominale, surtout de celles qui ne souffrent pas, à moins bien entendu, que l'intervention n'ait été d'une très grande bénignité ; car ce n'est pas sans quelques phénomènes réactionnels que l'on touche aux intestins, qu'on les expose à l'air un temps plus ou moins long et que le péritoine subit toute espèce de frottements. Aussi, ne faut-il pas non plus s'étonner, si le premier, voire le second jour après l'opération, on voit se maintenir une légère élévation thermique 38° à 38°,5, surtout s'il s'agit de sujets nerveux ou d'opérations ayant nécessité des manœuvres prolongées.

C'est la marche même de la maladie, c'est l'évolution si particulière des symptômes, qui constitue la meilleure indication opératoire. Du côté du pouls, c'est d'abord la grande rapidité avec laquelle il se transforme, surtout dans le nombre des pulsations, et aussi dans leur force et dans leur régularité ; c'est sa disproportion dès le début avec la marche de la température.

Du côté de l'abdomen, il ne faut pas attendre la douleur pour se guider, car elle n'existe pas, n'apparaît que très tard, et est du plus fâcheux pronostic quand elle se généralise.

D'heure en heure, on assiste à la transformation du facies, à la modification, à l'altération des traits, et il y a là, je le répète, une marche toute spéciale, dans laquelle la rapidité des changements est l'indication la plus pressante.

Remarquons encore que l'on n'a pas ici, comme dans les péritonites primitives, à poser le diagnostic du siège, de la cause des accidents. On sait ce qui a été déjà fait, on connaît l'origine du mal, on a pu examiner des liquides, et l'intervention, qui n'a pas de motifs d'hésiter sur ces points, gagne beaucoup en rapidité.

Et qu'on ne vienne pas nous dire que c'est agir d'une façon bien hâtive, et que, dans telle ou telle observation, les malades auraient peut-être guéri toutes seules! A-t-on vu rétrocéder spontanément beaucoup de cas se présentant avec la symptomatologie que nous avons esquissée?

Je le répète, il faut intervenir, même dans le doute, car, en admettant que la malade puisse d'elle-même réagir et se relever, ce n'est certainement pas l'intervention chirurgicale, comme on va le voir, qui entraverait cette marche vers la guérison, bien au contraire!

### NATURE DE L'INTERVENTION

Kœberlé a posé en 1864 cette loi, d'après laquelle, dès qu'il y a un épanchement consécutif à un processus inflammatoire, il faut l'évacuer sans retard, en ouvrant le péritoine.

Plus tard, Frédéric Trèves (1) nous dit que le chirurgien doit traiter la péritonite avec les armes dont il se sert pour lutter contre une inflammation ordinaire, c'est-à-dire par les lavages et le drainage. La formule

---

(1) *Brit. med. Journ.*, 14 mars 1885, in *Thèse* Dupaquier. Paris, 1885, p. 5.

était complète s'il eût ajouté : le drainage au lieu d'élection.

C'est, qu'en effet, tous ces accidents reconnaissent comme cause première *la rétention*. Ouvrez à temps une issue; les accidents cessent, parfois comme par enchantement. Et ce n'est ici qu'un cas particulier de ce qui se produit dans toute cavité où il y a rétention de liquides septiques, soit par eux-mêmes, soit par des germes venus de l'extérieur ou dialysés au travers des parois voisines.

« De toutes les causes de mort après l'ovariotomie, écrit L. Labbé, les plus fréquentes sont sans contredit la septicémie et la péritonite. La première de ces complications, qui est de beaucoup la plus grave, est due à la rétention de matières putréfiées dans la cavité abdominale. Ces matières sont habituellement du sang ou du sérum introduits dans le péritoine, soit pendant le cours de l'opération, soit pendant les quelques heures qui l'ont suivie » (1).

Ce sang, cette sérosité constituent d'excellents milieux de culture qu'il ne faut point laisser au cours d'une opération, car, en somme, il peut y avoir des voisinages dangereux, et puis, est-on jamais sûr de son asepsie ?

Reichel et Kümmel (2) croient même que toute opé-

---

(1) I. Labbé. *Gaz. hebdom. de méd. et de ch.*, n° 49, p. 788, déc. 1880 et *Leçons de clin. chir.* Paris, 1876, p. 409 et seq.

(2) Beiträge zur œtiologie und chirurgischen therapie der septischen peritonitis. *Deutsche Zeitschrift für chirurgie*, XXX, p. 1. Revue de Hayem, 1891, t. 37, p. 617.

ration, malgré l'antisepsie la plus minutieuse, introduit
dans la plaie des germes bactériens. Rien à craindre si
le péritoine est normal, nullement altéré dans ses pro-
priétés d'absorption ; mais si, au cours de l'opération,
un accident introduit du liquide, si des tiraillements,
des déchirures d'adhérences, une hémostase impar-
faite amènent du sang, un milieu propre à exalter la
virulence des microbes, et à empêcher qu'ils ne soient
détruits par la séreuse, on a bien des chances de voir
apparaître une péritonite septique.

Voilà pourquoi les laparotomistes préviennent-ils
avec tant de soin les suintements post-opératoires, et
ne commencent-ils les sutures pariétales qu'après que
la toilette péritonéale a été complètement et parfaitement exécutée, et qu'il n'existe pas le moindre suintement sanguin, « car le sang, dit Boinet, ou le liquide
épanché dans l'abdomen et sorti des vaisseaux, subit
promptement une altération putride, une décomposition
qui amène les accidents de la péritonite, ou de la résorption purulente », « car l'air dans la cavité abdominale,
ajoute-t-il plus loin, n'y devient dangereux que lorsqu'il
y séjourne avec des liquides épanchés, soit du sang ou
de la sérosité, dont il favorise la décomposition » (1).

Et c'est fort anciennement qu'est née cette idée de
drainer le péritoine pour obvier à la stagnation dont
on redoutait tant les graves conséquences, et que cer-

----

(1) A. Boinet. Traité pratique des maladies des ovaires, 1867, p. 388 et
seq., 396 et seq.

tains ont même proposé, de parti pris, le drainage dans
toute ovariotomie, même dans les cas les plus simples.
Bien avant l'époque déjà éloignée (1855) où Peaslee
eut recours à cette méthode prophylactique, Ravaton (1)
en avait bien compris la nécessité. Il faisait « coucher
les blessés sur la plaie, pour faciliter la sortie des
liquides épanchés », et pour que « ces liquides et
autres corps étrangers » ne stagnent pas dans « la partie
la plus déclive de l'abdomen ». Or ceci se passait en 1768.

Les plus enthousiastes, il est vrai, sont revenus des
exagérations du drainage dans tous les cas.

On a même accusé la méthode de bien des méfaits.

Les chirurgiens d'outre-mer ont cherché à lui sub-
stituer souvent la médication purgative.

Puis, peu à peu, avec le temps, avec les progrès de
l'antisepsie, les indications se sont plus nettement des-
sinées ; la méthode a été maintenue, et toujours, dans
les cas où l'on redoute la production d'exsudats pouvant
devenir nocifs, l'on y a recours.

« Lorsque le D<sup>r</sup> Keith pratiqua sa première opération, en 1862, il était entouré par de vieux médecins
qui avaient continuellement devant les yeux la crainte
de blesser le péritoine. Il fut obligé de rompre des
adhérences étendues, et, en conséquence, il y eut une
abondante exsudation de sang.

« Avant de fermer la plaie externe, il épongea la
cavité péritonéale, et plongea tout à coup une volu-

---

(1) Chirurgie d'armée ou traité des plaies d'armes à feu et d'armes blanches. Paris, 1768, p. 231 et 452.

mineuse éponge dans le bassin d'où il la ramena saturée de sang.

« Après l'avoir pressée jusqu'à ce qu'elle fût sèche, il se préparait à recommencer, lorsqu'ils s'unirent tous, pour le supplier de ne pas le faire, parce que, à leur avis, il y aurait plus de danger à irriter le péritoine délicat, avec l'éponge, que d'y laisser le sang s'y résorber.

« Il céda, malgré lui, et ferma la plaie, en laissant une grande quantité de sang dans la cavité péritonéale.

« Le troisième jour après l'opération, sa malade était profondément septicémique et en danger imminent. Il reconnut la source du danger, et eut le courage d'ouvrir l'angle inférieur de la plaie, en enlevant deux ou trois points de suture. Il se fit immédiatement un écoulement très abondant de sérum sanguin fétide, et à partir de ce moment, l'état de la malade commença à s'améliorer, et il devint bientôt bon » (1).

Spencer Wells (2), lui aussi, insiste sur la toilette péritonéale avant la fermeture de la plaie et il raconte qu'au début de cette pratique, ému par le dire de certains chirurgiens qui la prétendaient inutile et même nuisible, il se laissa aller dans un cas à moins bien éponger le liquide ovarien qu'il ne le faisait habituellement. Il s'ensuivit un résultat fatal.

---

(1) In Lawson Tait, traité des maladies des ovaires, citant M. Sims, p. 371-372.

(2) T. Sp. Wells. Des tumeurs de l'ovaire et de l'utérus, diagn. et trait.; trad. P. Rodet. Paris, 1883, p. 342.

## Observations I et II

In A. Martin, *Traité clinique des maladies des femmes*, trad.
H. Varnier et F. Weiss. Paris, Steinheil, 1889, p. 449.

Martin, dans un cas, voulut essayer de remplacer le drain en
caoutchouc (qu'il introduit toujours, muni d'un arrêt transversal,
dans l'espace de Douglas, après l'hystérectomie vaginale) par un
drain métallique. Celui-ci s'échappa dès le soir du 1er jour, et
l'opérée mourut de péritonite généralisée qui avait été provoquée
par une petite accumulation de sécrétions sur le plancher de
l'espace de Douglas.

Dans un autre cas, je me décidai, dit l'auteur, à la suite des
relations de résultats favorables malgré l'absence de drainage, à
ne pas employer pour cette fois ce dernier. La femme résista
bien, tout d'abord, au choc opératoire ; mais le 2e jour, le visage
changea de couleur, le pouls devint fréquent, et il survint un
collapsus très inquiétant, qui disparut tout d'un coup au moment
où, après avoir fait mettre l'opérée dans la position assise, je
provoquai la béance de la fente du cul-de-sac vaginal, en y intro-
duisant le doigt.

La fente donna issue à une quantité considérable de liquide
huileux et fétide. La femme se remit et guérit, grâce à une nou-
velle évacuation de l'espace de Douglas au moyen d'une sonde.
Mais la guérison fut bien plus lente que d'habitude.

## Observations III et IV

Duret, de Lille, *Congrès de gynécologie de Bordeaux,* août 1895.

Dans un premier fait, chez une femme de 24 ans à laquelle
j'avais enlevé un volumineux kyste, inclus dans le ligament large,
en faisant à la fois un drainage et un Mickulicz, des signes de
septicémie s'étant manifestés malgré ces précautions, j'enlevai à
la fois le drain et le tamponnement de Mickulicz, et je fis des

aspirations toutes les quatre heures pendant 2 à 3 jours, avec une seringue à hydrocèle. Les accidents disparurent rapidement.

Dans un autre fait, analogue, je fis également disparaître de la même façon, tous les signes d'une septicémie manifeste.

### Observation V

In *Gaz. hebdom. de méd. et de chir.*, n° 49, p. 788, 1880.

Léon Labbé rapporte une observation (à peine ébauchée ici) d'ovariotomie pratiquée sur une malade chez laquelle il existait un certain degré d'ascite, en même temps que des adhérences.

La mort eut lieu à la suite d'accidents septicémiques, et sans qu'il existât de péritonite.

L'autopsie montra dans le petit bassin un litre environ d'un liquide séro-sanguinolent brunâtre, et présentant des caractères franchement septiques.

« Dans ce fait, dit l'auteur, la malade, qui a succombé, aurait presque certainement guéri, si le drainage de la cavité abdominale avait été pratiqué immédiatement après l'opération ».

### Observation VI (inédite).

J. D., 25 ans, domestique ; malade depuis deux mois ; pertes irrégulières. Trois pertes abondantes le mois dernier. Cessation par le repos. Quelques douleurs, beaucoup de pertes blanches. Chloro-anémique, toujours bien réglée antérieurement et sans douleurs, très constipée, nerveuse.

*Examen direct.* — Rétro-déviation mobile, non douloureuse. Gros utérus ; peut-être annexite gauche.

*Laparotomie le 27 avril 1897.* — A l'ouverture du ventre, le Dr Richelot trouve un utérus à peu près droit. Puis :

*A droite,* salpingite parenchymateuse, trompe grosse comme la moitié du petit doigt, dure, et ne contenant pas de pus. Elle est énucléée et maintenue par une pince à traction ; le pavillon est très épais, mais sans abcès ; ovaire polykystique, banal.

*A gauche,* idem, seulement la trompe est plus grosse et en l'énucléant, il y a rupture d'un gros abcès pavillonique ; on protège par des éponges, lavage circonscrit ; puis, de parti pris, ablation des deux trompes, sans les ovaires ; ceux-ci sont conservés (non au point de vue opothérapique) pour tâcher de conserver les règles.

Pour terminer, un Mickulicz (modifié) est placé du côté gauche, c'est-à-dire que l'on enfonce directement, derrière le ligament large de ce côté, 3 mèches de gaze iodoformée, en omettant la précaution, habituelle, d'enfoncer en même temps au milieu de la gaze un tube à drainage. On se borne simplement, avant de fermer la paroi, à fixer un drain dans l'orifice.

Dans la journée, rien de particulier à signaler, si ce n'est de nombreux vomissements chloroformiques.

*Le 28* (lendemain matin), la malade paraît encore sous le coup de l'opération, et l'on remarque une très légère teinte ictérique, cet état s'accentue dans la journée et le jour suivant.

*Le 29*, on trouve la malade agitée, anxieuse, soif vive, pouls très rapide, faciès péritonéal en plein, etc., etc.

Sur le conseil de M. Richelot, on enlève le pansement, et les mèches abdominales sont retirées lentement, ce qui provoque un peu de douleur.

Après cette extraction, il s'écoule immédiatement une cinquantaine de grammes de sérosité sanguinolente épaisse. Un tube à drainage est alors introduit seul aussi profondément que possible dans le petit bassin. La malade se trouve tout aussitôt soulagée. Cependant la température continue ses oscillations ascendantes jusqu'au soir où elle dépasse 40° ; on la juge perdue et une injection intra-veineuse de sérum est pratiquée (1 litre).

*Le lendemain,* 30, la malade est absolument méconnaissable, ressuscitée. Elle-même se trouve très bien, souriante, et n'a plus cette physionomie anxieuse. Chute thermique ; dès lors, raccourcissement progressif du drain. Guérison sans encombre.

A côté de cette observation, se place naturellement la suivante :

OBSERVATION VII

In WYDER, *Correspondenz Blatt. f. schweizer, Aerzte,* n° 24, p. 758, 15 décembre 1889, *Rev. de Hayem,* p. 546, 1890, t. XXXV.

Jeune fille, vierge, 19 ans, ayant eu des phénomènes de péritonite et un peu de fièvre par moments. L'utérus est en rétroversion ; en avant de lui, et lui adhérant ainsi jusqu'au sommet de la vessie, on sent une tumeur grosse comme une tête d'enfant, résistante, élastique, à surface lisse. Comme on ne peut pas palper l'ovaire gauche, et que, la tumeur s'étend dans le cul-de-sac vaginal gauche, en cordon, on diagnostique un kyste ovarique avec pelvi-péritonite.

La laparotomie révèle qu'il s'agissait d'une collection purulente de la trompe gauche fixée par de larges adhérences, à la fois au fond de la vessie et à la paroi utérine antérieure. Les ovaires ne peuvent être énucléés du sein des fausses membranes résistantes dans lesquelles ils étaient englobés.

La tumeur tubaire peut être enlevée, partie à l'aide du bistouri, partie à l'aide d'instruments mousses.

L'opération fut suivie d'une hémorragie en nappe au sommet de la vessie : tamponnement à la gaze iodoformée de l'excavation vésico-utérine.

Fermeture de la plaie abdominale, sauf à l'angle inférieur, par où passe la bande de gaze.

Durant les 4 premiers jours, phénomènes alarmants, refroidissement du nez et des extrémités, dyspnée, vomissements, délire, pouls petit, fréquent, presque incomptable le 3ᵉ jour, aucune fièvre. Le 4ᵉ jour on enlève la gaze iodoformée. Il sort immédiatement de la cavité abdominale une certaine quantité de sang fluide, couleur laque. Dès lors, cessation immédiate de tous les symptômes inquiétants ; le pouls diminue rapidement de fréquence. Guérison.

Malheureusement, malgré toutes les précautions prises, il existe souvent, presque toujours, un certain degré de stagnation post-opératoire séro-sanguine, quelquefois en très petite quantité et même cliniquement inappréciable. Elle existe malgré l'hémostase la meilleure et la toilette péritonéale la plus complète, car il se produit des suintements, dans la genèse desquels on doit invoquer les irritations mécaniques et chimiques, plus ou moins fortes, subies par la séreuse au cours de l'opération.

Le péritoine jouit d'une très grande puissance absorbante, il est vrai, et supporte très bien la présence du sang à sa surface, ainsi que l'ont montré les expériences entreprises sur les animaux par Ranvier et Cornil, Penzoldt, Poncet, Arloing et Tripier, Livon, Toussaint, et les observations de transfusion péritonéale chez l'homme (1). Mais encore faut-il qu'il s'agisse d'une séreuse en état absolument normal, dont l'endothélium n'a subi aucune altération, et qu'il n'y ait point en contact avec elle de foyer infectieux.

Il faut donc, si elle s'est produite, malgré tout, combattre les accidents dus à la rétention post-opératoire, et obtenir un moyen de donner issue aux produits morbides, et d'empêcher ainsi la stagnation, l'accumulation et la résorption septiques.

Pour cela, l'ouverture et le drainage s'imposent.

_______________

(1) Dechambre. Péritonites.

## DRAINAGE ABDOMINAL

Il est tout à fait tentant, *à priori,* dans les cas d'infection post-laparotomique, d'aborder la cavité péritonéale par la désunion simple de la suture abdominale sur une partie de son étendue. L'intervention est aisée, bénigne, ne nécessite point l'anesthésie, elle est très souvent suffisante ; elle a enfin donné de beaux succès, et c'est à elle que l'on doit avoir recours, d'après Poncet (voy. obs. 25), d'après von Erlach, dont je rapporte aussi deux observations toutes récentes, et enfin d'après F. Winkel (1).

Observation VIII (inédite).

(M. Gérard Marchant.)

L. A., 23 ans, entrée le 7 janvier 1897, salle Richard Wallace, n° 23, service de M. le D<sup>r</sup> Gérard Marchant.

Réglée à 13 ans, mariée à 19. Quelque temps après son mariage, pertes abondantes blanc verdâtre, douleurs vives en urinant. C'est depuis cette époque qu'elle souffre du ventre, mais depuis un an surtout.

Jamais de fausse couche.

Réglée irrégulièrement, toujours un peu en retard.

Il y a deux mois, elle vient à la consultation de Tenon, on lui fait des séances de dilatation après lesquelles elle retourne à pied chez elle. A la suite de ce traitement, vers le 25 décembre, les douleurs deviennent plus vives.

Elle entre le 7 janvier.

---

(1) F. Winkel. Behandlung der von den weiblichen genitalien ausgehenden Entzündung des Bauchfells und des benachbarten Zellgewebes, p. 137.

Au toucher, un col gros, entr'ouvert ; dans les culs-de-sac latéraux, on sent deux grosses masses, celle de droite plus volumineuse, celle de gauche plus douloureuse. T. 38° le soir. — Malade très constipée. En outre, depuis le 25 décembre, vomissements chaque jour, de sorte qu'elle se trouve assez affaiblie. On arrive à faire cesser ces vomissements par une potion au menthol et le champagne glacé. — Repos ; injections chaudes.

Le 15 janvier, en touchant la malade, on sent que les masses latérales sont devenues plus volumineuses, de sorte qu'on les sent faire saillie dans le cul-de-sac postérieur.

Le 18. — Laparotomie, la paroi abdominale saigne beaucoup.

A droite, annexes très adhérentes, composées d'une grosse trompe et d'un ovaire kystique présentant entre autres un kyste gros comme un œuf de poule et renfermant du liquide clair.

On détache avec peine les adhérences. Ce faisant, on ouvre le kyste ; il s'écoule un peu de liquide recueilli sur des éponges. Fil de soie sur le pédicule. Thermocautère.

A gauche, annexes très volumineuses, très adhérentes. Le gros intestin adhère à la partie supérieure ; on le détache et on découvre une petite partie de la tumeur. L'intestin étant protégé par des éponges, on ponctionne deux fois la masse avec le Potain. Rien n'est aspiré ; en retirant le trocart, on voit sourdre quelques gouttes de pus que l'on éponge, on arrache alors toute la masse, on pédiculise. Thermocautère. On met quelques petites ligatures pour faire l'hémostase. Trois plans de suture. On ne met pas de Mickulicz.

Examen des pièces, à droite : ovaire scléro-kystique, présente de nombreux petits kystes et un seul volumineux, celui ouvert pendant l'opération. La trompe renferme du pus ; ses parois sont épaissies, chroniquement enflammées.

A gauche : la masse que l'on a ponctionnée deux fois était l'ovaire.

Cet ovaire, très augmenté de volume, présente à la coupe un aspect trouble, infiltré, œdématié ; il est parsemé d'abcès du volume d'une noisette, renfermant quelques gouttes de pus épais.

La trompe est épaissie, rétrécie en certains points, mais perméable; elle renferme du pus.

Le soir de l'intervention. T. 38°. P. 112. État général bon.

Le 19. — T. 39°,9. P. 120. Yeux cernés, figure fatiguée. Sérum sous-cutané: 1 litre.

Le 20. — T. 39°, facies grippé. Le soir, quelques vomissements bilieux, ventre un peu ballonné. P. 120. Sérum sous-cutané, 1 litre.

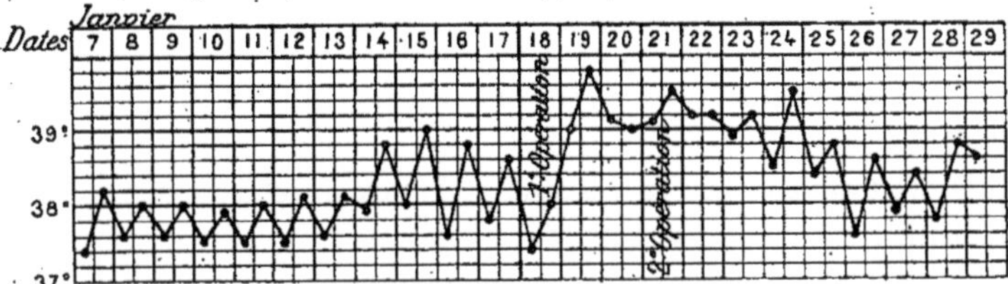

Le 21. — En présence des symptômes de péritonite, on se décide à faire un drainage: chloroforme. On fait sauter les points de suture et il s'écoule environ un litre de liquide séro-sanguinolent. On place dans le petit bassin un gros drain enveloppé de gaze iodoformée. Sérum sous-cutané, 1 litre.

Le 22. — Facies meilleur: depuis la veille à 3 heures, la malade n'a plus vomi, urines moins chargées. P. 120. Sérum, 1 litre.

Le 23. — L'état général s'est modifié d'une façon surprenante. P. 112, éruption d'herpès sur les lèvres, urines plus abondantes. Sérum, intra-veineux 300 grammes, sous-cutané 500 grammes.

Le 24. — Sérum.

Le 25. — On enlève le drainage à la gaze, on ne laisse que le tube.

*Le liquide séro-sanguinolent, retiré le 21, a été ensemencé sur bouillon et sur gélose, il a donné de nombreuses cultures de streptocoque et de staphylocoque.*

Observation IX (inédite).

(M. Gérard Marchant.)

« J'ai opéré, en 1897, chez le D<sup>r</sup> Barbet, à Neuilly, une malade, auprès de laquelle j'avais été appelé par le D<sup>r</sup> Richardière, et qui présentait une annexite double suppurée.

La laparotomie nous révéla des adhérences de ces annexes, avec le grand épiploon, et à droite, avec l'appendice iléo-cæcal, qui était, comme en pareil cas, le siège d'une vascularisation excessive.

Cet appendice fut réséqué et enlevé avec les poches purulentes.

Un Mickulicz fut placé au contact des surfaces d'adhérences.

Au 3<sup>e</sup> jour, purgation à la malade et ablation du drain, le 4<sup>e</sup>. Comme il n'y avait aucune issue de liquide à la suite de l'ablation du drain, je négligeai de placer un tube de caoutchouc à la place de la mèche. — Pendant trois jours les choses marchèrent à merveille, mais la malade accusait cependant un certain malaise et elle avait de la température.

Le soir du 4<sup>e</sup> jour (le 8<sup>e</sup> de l'opération), je fus mandé téléphoniquement auprès de la malade. Son pouls était à 140, sa température 39°,8. Elle avait vomi, et accusait une vive douleur dans le ventre.

La palpation me révéla de la douleur à droite, dans une zone absolument mate, remontant à 6 travers de doigt au-dessus du pubis. — L'état était grave; mais je ne songeai pas à une véritable péritonite et conclus à une lésion locale avec retentissement péritonéal.

Alors, avec une sonde cannelée, je cherchai à rouvrir l'orifice du Mickulicz, et il s'écoula environ un demi-litre de sérosité purulente.

Je drainai cette fois, et à partir de ce moment les accidents cessèrent progressivement.

L'état grave avait disparu dès le lendemain; mais les phénomènes de suppuration persistèrent pendant quelques semaines pour aboutir à une guérison définitive.


## OBSERVATION X

H. Von Erlach, *Wiener klinische Wochenschrift*, 1898, n° 3,
20 janvier, p. 51-55.

Le 12 mars 1897, je fus appelé chez une jeune fille de 20 ans, qui présentait une grosse tumeur au-dessus de la symphyse, tumeur s'étendant jusqu'à l'ombilic.

Je diagnostiquai une tumeur ovarienne, et le surlendemain je fis la laparotomie, la malade étant entrée sur ces entrefaites à mon hôpital (Maria-Theresia Frauen hospital de Vienne).

Mon diagnostic fut confirmé: c'était, en effet, un énorme kyste de l'ovaire droit (ovaire et trompe gauches sains), présentant, surtout à gauche, des adhérences assez considérables. Énucléation.

L'opération se passa sans encombre, et la malade fut bien les deux premiers jours; pas de fièvre, pas de vomissements, seulement, chose étrange, le pouls était toujours accéléré, vers 120 à la minute.

Le 4e jour, dans la soirée, vomissements répétés, pas de selles, météorisme. Sensibilité à gauche, à la pression. Pouls fréquent et petit à 140, devenant, dans la nuit, irrégulier, intermittent, et enfin à peine perceptible. — Toute la nuit, nausées et plusieurs fois vomissements, la malade était encore consciente.

Il était clair que nous avions devant nous une péritonite localisée surtout à gauche, mais menaçant déjà tout le péritoine et faisant entrevoir une issue fatale.

Mon aide, le Dr Jägermayer, me prévint immédiatement de l'état de la malade, et le 20 mars, à 4 heures du matin, je refis la laparotomie.

La plaie fermée par première intention fut rouverte.

Presque un quart de litre de liquide s'écoula du ventre.

C'était d'abord un liquide louche, séreux, auquel une faible pression sur le côté fit succéder une cuillerée à soupe de pus.

Les intestins étaient collés par place. — Je ne fis point de lavages, craignant de disperser le pus dans la cavité abdominale, et je me contentai d'introduire à gauche une bande de gaze iodoformée. La plaie abdominale fut recouverte de gaze hydrophile stérilisée, mais laissée ouverte, avec un simple pansement sans compression.

Immédiatement après l'opération, lavement au cognac, plusieurs autres dans la nuit au cognac et au lait.

Succès surprenant. Le pouls qui était à peine perceptible pendant l'opération se releva et devint plus calme.

Le matin du 20 mars, de nouveau : P. 120 et T. 37°,5. Deux selles spontanées. Quelques vomissements encore.

Le 23. — Plus de vomissements. P. 120. T. 36°,9.

Le 24. — État général bon. P. fort 112, le soir 120. La sécrétion était tellement abondante que le pansement dut être fréquemment changé ; seulement la gaze hydrophile qui recouvrait les intestins fut laissée jusqu'à ce jour.

Dès lors, pansements une fois par jour.

Dans les jours qui suivirent, il y eut abondante sécrétion purulente avec élévations vespérales à 38°,6 et 39°.

Lentement, tout diminua, et le 6 avril, la bande de gaze introduite ne put pénétrer que dans l'étendue de plusieurs centimètres.

Le 10 avril. — T. 38°,7 ; à l'examen de l'abdomen, je remarquai dans l'hypogastre gauche une augmentation de résistance. J'y soupçonnais une rétention de pus et j'essayais d'atteindre l'infiltration avec mon doigt mis dans la plaie déjà fort amoindrie, mais je ne pus rien amener et me bornai à placer à gauche une bande de gaze.

Aucune sécrétion. Cependant la température s'abaissa à la normale.

Le 15 avril. — La plaie abdominale n'était longue que de 6 centimètres, sécrétait fort peu.

La malade, se trouvant tout à fait bien, fut renvoyée sur sa propre demande. Les bains l'ont définitivement rétablie.

Je l'ai vue à l'automne, avec plaie tout à fait cicatrisée, infiltration disparue et utérus bien mobile, en position normale.

## Observation XI

H. Von Erlach, *Wiener klinische Wochenschrift*, 1898, n° 3, 20 janvier, p. 51-55.

Pendant mon absence, le D$^r$ Fabricius fit, le 2 septembre 1897, une laparotomie exploratrice, et ferma par des sutures à la soie.

Le lendemain. — T. 38°,4.

Le 4 septembre. — T. 38°,6 le matin et 42° à deux heures avec météorisme et sensibilité abdominale à la pression, nausées. P. 125, mais fort.

Se rappelant de mon cas précité, le D$^r$ Fabricius se décida tout de suite à ouvrir la cavité abdominale.

L'intestin apparut distendu, rougi, avec sérosité trouble entre les anses.

La plaie fut laissée ouverte et recouverte de gaze hydrophile ; plusieurs bandes de gaze ayant été introduites.

Évacuations alvines obtenues par un lavement.

Chute rapide de la température (10 heures du soir, 38°,3).

Le lendemain, 37°,2, avec diminution notable du météorisme et de la sensibilité à la pression.

Le 8 septembre. — T. 38°,3, après quoi les mèches furent éloignées.

La sécrétion se reproduisit considérable, de sorte que les pansements durent être renouvelés tous les jours.

Le 20 septembre. — Belle plaie granuleuse, on fait une suture, et le 29, la malade est renvoyée parfaitement guérie, avec une cicatrice linéaire.

L'auteur ajoute les réflexions suivantes : « En 1896, nous avons eu un cas fort semblable aux deux précités, et nous sommes sûr que si nous avions procédé alors à la réouverture du ventre, nous aurions sauvé notre malheureuse malade ».

Mais remarquons, que dans les cas que nous venons de produire, l'épanchement se présente de lui-même à l'intervention, et que le bistouri n'en est séparé que par l'épaisseur de la paroi abdominale.

Remarquons qu'il y a bien retentissement péritonéal, mais que l'élément primordial est un état localisé.

Et, dans l'action nocive de cet épanchement, ce qui domine, tout d'abord, ce n'est point une virulence primitive, immédiate, mais une action de présence locale.

L'épanchement se forme, il nous avertit de son existence, par sa quantité surtout, et non point surtout par sa virulence.

Il y a de la douleur, voire de la matité. Et ce qu'il faut faire, c'est empêcher les accidents consécutifs que l'on voit venir. Mais, dans les cas où les symptômes d'intoxication commandent la scène, où le point de départ ne se laisse pas voir, où il y a seulement un peu de sérosité louche, hypertoxique dans le petit bassin, il faut autre chose que l'incision, la réouverture, la désunion des lèvres de la plaie abdominale, qui agit, cela est vrai, contre la rétention, mais non pas contre la stagnation, qui obvie à l'accumulation des produits septiques, mais qui n'obtient pas leur disparition complète, qui lutte contre leurs excès, mais non contre leur présence et leur virulence.

Ce mode d'intervention n'est donc pas toujours applicable, pas toujours suffisant ? Y-a-t-il autre chose à tenter ?

On est frappé, quand on étudie cette question du drainage dans la littérature médicale, de voir combien peu il est parlé du drainage par ouverture déclive.

Il a été passé sous silence, comme une complication, alors que la voie abdominale était le plus universellement adoptée.

Je cite : « C'est le drainage par la paroi abdominale qui constitue la méthode générale (1). »

« Aujourd'hui, presque tout le monde est d'accord pour drainer par la paroi abdominale, le drainage vaginal est presque complètement abandonné à la suite des laparotomies (2). »

« Il est possible, rien qu'avec le drainage abdominal simple, de détourner au dehors toutes les sécrétions (3). »

Et je pourrais multiplier les citations.

Cependant, les adeptes de la méthode, eux-mêmes, constatent bien son insuffisance, et les nombreuses tentatives que l'on a faites, les procédés ingénieux que a mis en pratique pour y remédier, prouvent que l'on reconnaît combien ce drainage est « antiphysiologique et antiphysique ». En effet, dès l'origine même de la

---

(1) Forgue et Reclus. Paris, Masson, 1892, p. 543, etc.

(2) Pierre Delbet. Supp. pelviennes, p. 369 et seq.

(3) Saenger (Leipzig). 10ᵉ Congrès international de méd. de Berlin, in *Ann. de gyn.*, octobre 1890, p. 284.

méthode, on a eu recours à la capillarité par association de drains et de substances absorbantes. C'est ainsi que, en 1867, Kœberlé remplissait ses tubes de verre, de ouate phéniquée, que Hégar, modifiant le procédé, eut recours, après plusieurs essais, à l'emploi d'un large tube de verre ou de gomme, rempli de gaze iodoformée, que Kehrer, grand défenseur de la méthode, proposa des mèches de coton désinfectées par ébullition dans la solution phéniquée à 5 pour 100.

Toujours, depuis lors, le drainage capillaire a été employé de mille manières, depuis la gaze stérilisée seule, depuis le drainage de Glück en substances résorbables, jusqu'à la méthode actuellement en faveur et dans laquelle on associe, comme au début, les tubes et la capillarité, mais sous une autre forme, car le drain est maintenant « enchemisé » de mèches, qu'il sert à canaliser en quelque sorte, pour remédier à leur saturation.

Ça n'est point là le seul moyen que l'on ait employé pour corriger l'insuffisance de la vis *a tergo*. C'est ainsi qu'au moment des pansements, certains auteurs ont recours, après introduction de sondes molles dans le tube à drainage, à l'aspiration par l'appareil Potain, que Lawson Tait (1), Cushing, se servent d'une seringue spéciale, que d'autres ont employé le siphon, et que Kehrer enfin insiste sur la nécessité qu'il y a de comprimer les parois abdominales, moyen d'ailleurs dangereux.

---

(1) Greig Smith, p. 84, etc., *loc. cit.*

On le voit, par son siège, le drainage abdominal n'apparaît pas comme l'idéal du drainage.

Y-a-t-il, du moins, dans les modifications qu'on lui a apportées, des correctifs à ses défauts ?

L'aspiration sous ses diverses formes est un moyen compliqué, peu pratique, qui risque fort de faire mauvais ménage avec l'antisepsie. Les appareils fonctionnent mal ; ils peuvent souvent s'obstruer, soit par débris organiques, soit par application de l'intestin ou de l'épiploon sur l'orifice du tube.

Quant à la méthode capillaire, elle ne peut être considérée comme une bonne méthode de drainage ; le Mickulicz, même avec les diverses transformations qu'on lui a fait subir, est un excellent mode de tamponnement ; mais comme drain, malgré le dire de l'auteur, il ne fonctionne pas, et fait toujours de la rétention (1). De plus, ainsi que le font remarquer Ott et Semensky, dans son trajet trop long, la gaze est inutilement en contact avec des parties saines qui peuvent ainsi être infectées.

Si nous mettons maintenant en parallèle l'étude du drainage par la voie vaginale, nous voyons que :

L'avantage de cette voie est d'être déclive.

Avec elle, l'écoulement est extrêmement facile, et c'est la véritable manière de faire suivre aux exsudations nuisibles le cours naturel de la pesanteur.

---

(1) J. La Bonnardière. *Ann. de gyn.*, janvier 1896, p. 52-54 et février 1896, p. 126.

Que l'on considère la marche des collections abdominales! Elles s'accumulent d'une manière toute naturelle dans le petit bassin.

Il est même arrivé de croire à une affection du petit bassin comme point de départ des accidents, à cause de l'abondance des liquides qui s'y trouvaient, alors qu'il s'agissait d'une tout autre origine (1).

En regard de tous ces avantages, je dois, par contre, énumérer les reproches qui ont été adressés à cette méthode.

D'abord, on lui reproche de n'agir pas par le point le plus bas situé.

Je considère que cette objection ne porte pas, car, en admettant, ce qui est exact, que quelquefois la partie profonde du Douglas descende au-dessous du niveau de l'incision vaginale, il est très facile, par une incision surajoutée verticale, d'atteindre la partie toute déclive, ce qui n'est d'ailleurs pas nécessaire pour l'écoulement parfait des liquides.

On reproche encore à la voie vaginale de n'être point le réservoir unique vers lequel tendraient les liquides abdominaux et Hadra s'est fait le défenseur de cette idée. Il a conclu de ses recherches qu'il existe six poches principales dans lesquelles s'accumulent le plus volontiers les liquides septiques et que le fond de l'excavation pelvienne n'en est pas le réservoir commun.

Malheureusement, ces recherches sont un peu théo-

---

(1) J.-L. Faure. *Gaz. des hôp.*, 9 septembre 1897, p. 1011.

riques. Elles ne tiennent d'ailleurs pas compte de ce qui se passe sur le vivant, du jeu normal des mouvements physiologiques qui accompagnent tout acte respiratoire et puis, elles ont peu d'intérêt pour nous qui nous occupons ici spécialement des infections d'origine pelvienne.

Un des plus grands reproches que l'on ait faits à la voie vaginale et qu'on lui fait encore, est de ne se prêter que fort incomplètement à l'application de la méthode antiseptique et aussi d'être une porte d'entrée facile pour l'infection secondaire du péritoine.

Cette objection ne supporte pas l'examen, car on sait faire l'antisepsie ou on ne sait pas la faire. Si on sait la faire, elle est aussi facile à réaliser en ce point qu'en tout autre point du corps. Et la preuve en est dans les beaux résultats de la pratique obstétricale actuelle, dans les nombreuses opérations qui se font de nos jours par la voie vaginale (1), dans l'hystérectomie vaginale elle-même, le meilleur mode, l'idéal du drainage.

C'est qu'ici la déclivité vient très à l'appui de la méthode antiseptique. Voilà pourquoi les beaux résultats d'ablations de poches suppurées par la voie vaginale.

Voilà pourquoi les poussées locales de péritonite se limitent très bien, en raison même de cette déclivité.

Voilà comment encore on a pu voir des drains ou-

---

(1) A. BONNECAZE. *Thèse*, Paris, 1889. p. 21.

bliés dans le cul-de-sac rétro-utérin, y séjourner longtemps sans déterminer d'accidents.

« Je veux bien, dit A. Martin, à propos du drainage
vaginal, que la béance du tube puisse être la cause d'une
infection par les agents extérieurs... Toutefois, les résultats cliniques que j'ai obtenus m'engagent à ne pas
abandonner ma manière de faire (1) ».

Lande (2) reproche au drainage vaginal d'être d'une
exécution difficile.

Hégar et Kaltenbach, de faire une plaie dont l'importance ne doit pas toujours être négligée, car, non
seulement elle donne quelquefois lieu à de fortes hémor-
ragies, mais encore, on peut en la faisant, blesser le
rectum, ce qui ne les empêche pas d'ajouter un peu plus
loin qu'ils ne possèdent pas de documents assez nombreux pour juger la valeur comparative des deux mé-
thodes, abdominale et vaginale.

A toutes ces objections, nous répondrons, avec Condamin (3), qu'on n'agit plus maintenant à l'aveugle sur
les culs-de-sac vaginaux dont l'anatomie est parfaitement
connue et qu'il n'y a pas de lésions de voisinage à redouter, que l'hémostase est on ne peut plus facile, car on a
les pinces à demeure en cas de difficultés ; qu'il suffit
d'y songer et de placer convenablement son incision,

---

(1) A. Martin. Traité clinique des mal. des femmes, trad. Varnier et
Weiss. Paris, 1889.

(2) Lande. Ueber drainage der Bauchhöhle bei laparotomien. *Arch. f.
gynæk.*, vol. XXXVI, 3e fasc., p. 460, 1889. *Ann. de gyn.*, 1890, p. 65,
t. XXXIII.

(3) *Lyon médical*, 14 mars 1897, p. 366.

puis, de la faire en plusieurs temps pour éviter la blessure du rectum ; que le choc opératoire est nul par cette voie ; qu'elle est donc indiquée dans les cas de malades affaiblies et que, sauf le cas de virginité, le champ opératoire vaginal présente une étendue suffisante.

## MANUEL OPÉRATOIRE

La malade étant placée dans la position de l'exploration gynécologique, on fait l'antisepsie minutieuse du vagin. Puis, le col fixé et légèrement abaissé avec une pince érigne, on place une valve déprimant la commissure postérieure de la vulve, assez large pour que le vagin soit suffisamment ouvert, et l'on fait une incision transversale, à l'union du col et du vagin, les ciseaux courbes cheminant de bas en haut et dirigés vers l'utérus.

Il faut creuser jusqu'au tissu utérin, puis refouler avec le doigt la section vaginale ; on arrive ainsi très vite vers le péritoine, dont l'index agrandit facilement l'ouverture.

Cette incision faite, et de dimensions suffisantes, doit être maintenue béante. Aussi Sims avait-il proposé de courtes canules dont les deux moitiés, en forme de ressorts, devaient maintenir écartées les lèvres de la plaie vaginale.

A l'exemple de A. Martin et S. Pozzi, on peut y introduire un tube de caoutchouc avec branches en croix à sa partie supérieure, de manière à le maintenir en place et à empêcher son expulsion ; puis, tasser dans le vagin, tout autour du tube et au-dessous de lui, des mèches de gaze iodoformée, destinées à absorber les liquides sécrétés et qu'il faudra renouveler aussi souvent qu'il sera nécessaire.

On peut encore préférer à l'emploi du tube, le drainage par une mèche ou lanière de gaze, ainsi qu'il est fait pour recouvrir la plaie de l'hystérectomie vaginale.

Cette lanière est introduite simplement repliée dans l'ouverture, de telle sorte que les deux chefs pendent dans le vagin où ils sont pelotonnés.

En procédant de cette manière, on évite l'occlusion prématurée de la plaie et la réapparition possible des accidents (voy. obs. I).

OBSERVATION XII (résumée).

In Sp. WELLS, *Tumeurs de l'ovaire et de l'utérus, diagnostic et traitement,* traduction P. RODET, Paris, 1883, p. 385.

Jeune fille, 18 ans, ovariotomisée le 13 juin 1864. Adhérences difficiles à détacher. 5 litres de liquide. Pédicule lié tout contre l'utérus avec fil de soie coupé court et rentré dans l'abdomen. Très peu de sang répandu et plaie fermée comme d'habitude.

Le 3e jour survinrent des douleurs assez aiguës qui se calmèrent après un écoulement utérin ressemblant au flux cataménial.

La malade continua à aller bien jusqu'au 9e jour, quand survinrent de l'insomnie, de la douleur, du tympanisme, en un mot, un état typhoïde, langue sèche, pupille dilatée, rougeur de la face, abattement. Comme cet état allait en s'accentuant, je pratiquai le toucher par le vagin et le rectum, et trouvant une collection liquide entre ces deux organes, je fis une ponction qui donna issue à 15o grammes de sérosité trouble, à odeur ammoniacale putride. Il s'ensuivit quelque soulagement.

Le pouls tomba de 112 à 95 et 92 ; mais survint de la diarrhée, et, le lendemain, l'état typhoïde s'aggravait. — Comme l'écoulement par l'orifice de ponction avait cessé et que l'on constatait encore du liquide dans le cul-de-sac recto-vaginal, j'y fis une autre ouverture et donnai issue à 3oo grammes d'un liquide encore plus putride que le précédent et qui, de plus, contenait du pus. Je fis passer le trocart par la première ouverture et j'y introduisis un tube à drainage. Je pris grand soin de le faire passer inférieurement au point où le péritoine se réfléchit du rectum sur le vagin. Il se fit un écoulement très abondant par le tube, pendant plusieurs jours, et l'état général s'améliora rapidement.

Très souvent, cette simple incision du Douglas, d'une grande bénignité, a suffi pour faire cesser bientôt les accidents les plus graves.

Rapidement, les malades sortent de leur état, éprouvent du bien-être, le pouls se relève et perd ses caractères de rapidité et de faiblesse, la respiration devient plus calme, le tympanisme diminue...

Cependant, disons-le tout de suite, cette incision présente un inconvénient sérieux, celui de ne se prêter que fort mal à l'application pratique des lavages qui, parfois, ainsi que nous allons le voir bientôt, sont une chose nécessaire.

Ils sont, en effet, très peu commodément faisables par cette voie, et, ce qui est pis, ils vont, s'ils sont faits de bas en haut, contre la déclivité, c'est-à-dire contre le principal avantage de la voie vaginale, et exposent à la septicité.

Aussi faut-il toujours les faire dans le sens de l'écoulement normal, de haut en bas, et il est évident que le seul moyen de réaliser ce dessein, soit de joindre à l'ouverture vaginale une autre ouverture pratiquée du côté de l'abdomen ; la première seule, agissant comme drainage. Moulonguet rapporte (in *Arch. prov. de chirurgie,* t. III, n° 5, mai 1894, p. 287) une observation intéressante d'hystérectomie abdominale totale pour tumeur fibro-kystique de l'utérus, avec double pyo-salpinx, pendant laquelle se fit une rupture.

Il dut alors, à la fin, établir le drainage, qu'il fit par les deux voies : vaginale et abdominale.

Le drainage parfait se fit par le vagin, dit-il, et rien ne passait au septième jour par l'ouverture abdominale.

De mon côté, j'ai constaté dans les cas de drainage abdomino-vaginal que, dès que les mèches abdominales sont complètement imprégnées par capillarité, l'écoulement de sérosité péritonéale cesse par cette voie et cela de bonne heure, vers le troisième jour ; on voit alors s'établir une suppuration franche, entretenue par la présence du corps étranger, qui dure tant que son ablation n'est pas faite, qui infecte la plaie, qui peut se terminer par un écoulement fistuleux et qui n'a, en somme, rien à voir avec l'exsudation péritonéale.

Du côté déclive, les choses ne se passent pas ainsi.

L'imbibition des mèches, et par suite, l'écoulement à l'extérieur, s'établit plus lentement, ce qui se comprend aisément, si l'on veut bien remarquer que la partie drainante de la gaze est en contact avec une étendue beaucoup moindre de la cavité abdominale ; mais, une fois établi, l'écoulement persiste ici longtemps, clair et séreux, attestant son origine vraiment péritonéale. Dans la plupart des cas d'infection, la malade avait été antérieurement laparotomisée, et il suffit de désunir la plaie abdominale, puis d'établir secondairement l'ouverture vaginale, ou bien, faisant en un seul temps le drainage abdomino-vaginal, de glisser un doigt derrière l'utérus comme guide et de ponctionner le vagin au moyen du trocart courbe, en attirant un drain par une de ses extrémités hors de l'abdomen tandis que par l'autre il se termine dans le vagin, entouré de gaze iodoformée.

J'insiste sur ce point que toutes ces manœuvres doivent être conduites rapidement, sans brusquerie cependant, qu'il ne faut point se livrer à l'exploration de la cavité abdominale, heurter ni malaxer l'intestin par des nettoyages et des frottements intempestifs, altérer la vitalité de son revêtement endothélial, que l'on doit enfin éviter son refroidissement, vu les causes déjà très suffisantes de collapsus.

Lawson Tait a dit que dans une péritonite post-opératoire, l'irritation péritonéale provoquée par des manipulations intempestives est plus à redouter que l'infection. Il n'est donc pas nécessaire, pour tous ces motifs, et il est même mauvais, de donner à l'ouverture abdominale une grande longueur.

*Lavages.* — Les lavages ne sont pas un complément nécessaire du drainage. Ils paraissent plutôt nuisibles qu'utiles s'ils ne sont pas indispensables, et quant à ce qui concerne les accidents post-opératoires, c'est une méthode discutée, qui a ses partisans et ses adversaires.

C'est ainsi que Poncet, de Lyon, les proscrit, par crainte du collapsus et que Von Winckel (1) les condamnait récemment devant le congrès de Moscou.

Wylie cependant a prétendu qu'à une température élevée, les lavages agissent d'une façon stimulante indiscutable, et le fait a été récemment vérifié par les expériences de MM. Guinard et Tixier. Voici d'ailleurs, à côté d'une expérience due à ces auteurs, une obsertion de Gallois, dans laquelle, on voit, par un simple lavage, à l'eau tiède cependant, disparaître la stupeur, baisser la température, cesser les vomissements, et diminuer le ballonnement abdominal.

Expériences de MM. Guinard et Tixier (*Thèse de Melliès*, Lyon, 1897, p. 19).

Sur un chien sain, après dix minutes d'éviscération, les excitations mécaniques, les pincements, ne produisent aucun phénomène. A ce moment, on arrose la masse intestinale avec de l'eau bouillie à 40°. Immédiatement la pression monte; de 132 degrés elle passe à 142.

Observation XIII (préliminaires résumés).

Dr Gallois, *Dauphiné médical,* janvier 1891, p. 1.

Claire G..., elle-même enceinte, a dû donner des soins, comme

---

(1) Von Winckel (de Munich). Congrès de Moscou, 1897.

infirmière, à deux malades, l'une ayant expulsé un œuf putréfié, l'autre ayant fait un peu de température post partum.

Quelques jours après, Claire G... accouche. Rien de particulier à noter au point de vue de l'accouchement. Pas de déchirure périnéale; seulement, une légère éraillure de la muqueuse sur la face interne d'une petite lèvre.

Injection vaginale quotidienne de sublimé à 0,25 pour 1000.

Aucune anomalie des suites de couches pendant les neuf premiers jours, sauf un peu d'écoulement lochial, les 7e et 8e jours.

Le 9e jour, céphalalgie légère. Le thermomètre monte brusquement à 39°, sans frissons. Claire G... est isolée à son tour.

Naphtol, lavement, glace sur le ventre.

Le 10e jour, la température rectale reste inférieure à 38°.

Au 11e jour, elle monte à 40°,2. Lavage intra utérin, glace.

Le 12e jour au matin, 39°, au soir, 40°,3. Nouveau lavage intra-utérin, glace. État général mauvais. Délire, ictère, ballonnement du ventre, et, dans la nuit, vomissements répétés.

Le 13e jour au matin, 40°,4. État de plus en plus mauvais, bien que la malade, plongée dans un état semi-comateux, ne se plaigne de rien, même pendant l'exploration par le palper, de son ventre distendu.

Malgré l'absence de signes évidents d'une localisation de la maladie, je me décide à aller chercher directement s'il n'existe pas dans le péritoine quelque foyer purulent.

Malade anesthésiée au chloroforme en position de Trendelenburg.

A 2 centimètres au-dessous de l'ombilic jusqu'à 1 centimètre du pubis: incision médiane. Le ballonnement du ventre rend assez difficile le refoulement des anses intestinales distendues. Toutefois, avec l'aide obligeante du Dr Nicolas, je parviens à voir les culs-de-sac péritonéaux, et l'utérus de volume normal. Seul, le ligament large du côté gauche est plus volumineux que de coutume, mais cette augmentation ne me semble pas atteindre un degré suffisant pour autoriser une intervention plus radicale. Pas de pus dans les culs-de-sac, pas d'adhérences, pas même de la congestion bien évidente des anses intestinales ou du péritoine. Décidé dès lors à refermer le plus promptement possible l'abdomen, je me borne à faire rapidement dans la cavité péritonéale, au milieu des anses revenues en place, un abondant lavage d'eau salée bouillie et tiède, puis un lavage plus modéré, avec une solution de bi-iodure de mercure à 1/8000. Les parois abdominales sont ensuite fortement pressées pour faire ressortir le liquide. Suture à la soie et sur 3 plans. Pansement à l'iodoforme et au coton.

Il n'a été fait à la suite de cette intervention aucune injection de morphine et la quantité de chloroforme absorbé avait été très faible.

Le traitement consécutif a consisté seulement dans le maintien très médiat d'une vessie de glace par-dessus le bandage.

Dans la soirée, douleurs abdominales assez vives; la malade semble sortir de son état semi-comateux. La température a baissé beaucoup, 33°,8 au lieu des 40°,4 constatés le matin. Dès ce même soir, plus de vomissements et le ballonnement du ventre diminue.

Le lendemain, selle spontanée.

Pendant la semaine qui suit, l'ictère loin de diminuer a plutôt augmenté, de même qu'un œdème généralisé sans albuminurie, et la malade a conservé son aspect cachectique sans coma et presque sans fièvre. Une seule fois, le 8e jour, après quelques jours de constipation, accès momentané à 40°. Lavement purgatif, la température redescend à 38°.

La convalescence de cette malade, aujourd'hui guérie, n'a été interrompue que par 3 petits accidents: 1° un petit abcès de la fesse; 2° un peu d'infection très superficielle, après l'enlèvement des fils de la suture cutanée mal protégée par le bandage; 3° enfin, un abcès du sein à la fin de la 3e semaine. — J'ignore quelle a pu être dans ce cas l'action réelle du lavage, qui n'a point été fait délibérément, mais comme mesure de précaution à la suite d'une exploration directe du péritoine; j'ignore même si l'on doit attribuer à ce lavage une part dans la guérison.

En raison toutefois de l'état absolument grave de la malade et de l'amélioration si rapide qui s'est produite, j'ai cru devoir signaler ce fait au moins comme preuve de l'innocuité de l'intervention.

P. F. Chambers a publié en 1888, dans le *New-York medical journal,* tome I, pages 173-175, deux observations de « péritonite septique suivant la laparotomie » (septic peritonitis following laparotomy), dont l'une, la première, montre d'une façon tout à fait remarquable l'influence bienfaisante du lavage.

Voici cette observation :

### Observation XIV

Hôpital des femmes à New-York, service du D<sup>r</sup> Thomas.

Le D<sup>r</sup> Thomas avait fait l'ablation de l'utérus à cause d'un volumineux myome, et pendant les trois premiers jours, la malade allait fort bien.

Mais, le quatrième jour, elle commença à présenter tous les signes de la septicémie.

La stupeur augmenta progressivement de sorte que rien ne pouvait l'en tirer.

Alors, le docteur enleva le clamp et toutes les parties mortifiées, abaissa et repoussa avec le doigt le pédicule, rompit toutes les adhérences, et ensuite lava toute la cavité péritonéale avec une solution antiseptique.

A notre étonnement, la malade se réveilla avant que nous eussions pu la panser, et pendant deux heures, elle demeura tout à fait consciente.

Puis la stupeur commença à revenir ; le lavage fut répété et suivi de nouveau de bons résultats.

On dut ainsi, pendant deux semaines, refaire les lavages toutes les 2-4 heures ; après quoi, une guérison définitive s'installa.

Dans la seconde observation, ce sont les bienfaits

stimulateurs de la température élevée du liquide qui sont mis en relief.

OBSERVATION XV

M^me X..., âgée de 3o ans, fut admise au Womans' Hospital, se plaignant de métrorragies très abondantes. A l'examen on trouve un fibrome intra-utérin du volume d'une tête d'enfant.

On fit l'opération de Hégar, et après l'ablation des ovaires et des trompes, on ferma la paroi abdominale avec fil d'argent et catgut.

Malgré toutes les précautions antiseptiques, le surlendemain de l'opération, les symptômes de péritonite pelvienne éclatèrent. Le pouls et la température montèrent rapidement, et les vomissements devinrent tellement continus, qu'on ne pouvait songer à aucune administration d'aliments ou de médicaments par la voie buccale.

Le soir du 4^e jour, le pouls atteignit 16o, et la température 1o3° (Fahr). Le D^r Thomas étant absent, mais m'en ayant donné l'autorisation, je me suis décidé à rouvrir le ventre.

Comme la malade était trop affaiblie pour être éthérisée, je l'endormis en quelques instants à l'aide du chloroforme.

Très peu de liquide séreux avec coloration foncée, dans la partie déclive du Douglas. Le péritoine se trouvait en état aigu d'inflammation.

Il y avait peu d'espoir de sauver la malade.

Malgré cela, je voulus essayer la vertu de l'eau chaude.

Toute la cavité abdominale fut lavée, et ensuite essuyée avec précaution à l'aide de fines éponges. Puis, l'abdomen fut refermé, sauf en un point livrant passage à un tube de verre.

Les vomissements ne revinrent plus. Le pouls et la température tombèrent le même jour à l'état normal, et dès lors, la malade guérit rapidement.

Le tube fut laissé pendant cinq jours, c'est-à-dire tant qu'il y eut quelque décharge.

Ici, Jullien a dû recommencer 4 fois les lavages.

OBSERVATION XVI (résumée).

JULLIEN, in *Médecine moderne,* 11 juin 1891, p. 455.

La nommée B..., lutteuse, 18 ans, réglée à 14, contracte il y a deux ans la syphilis et un écoulement probablement de nature blennorragique dont elle ne fut jamais bien soignée.

Le 1er août 1890, 3 ou 4 jours après ses règles, soudain douleurs violentes dans le ventre, avec frissons. N'entre à Saint-Lazare que le 15, malgré la continuation de ces symptômes. Insuffisance du traitement médical.

M. Jullien voit la malade vers le commencement de novembre.

A ce moment, douleurs persistantes et intolérables surtout la nuit.

Facies grippé et terreux. Déchéance rapide de l'état général. Température entre 37°,5 le matin et 38-38°,5 le soir.

Ventre très sensible, gonflé. Col utérin comme mastiqué dans un exsudat épais. Aggravation progressive.

20 *novembre.* — Opération, laborieuse. Masse immobile enclavée (utérus et annexes), sur la partie droite de laquelle M. Jullien ponctionne une poche purulente dont il essaye vainement d'attirer les parois jusqu'à l'incision abdominale. Il se résigne alors à faire autour et à l'intérieur du foyer purulent, ouvert et vidé, un tamponnement iodoformé.

Vu l'irruption de quelques gouttes purulentes dans le péritoine, lavage prolongé avec solution chaude boriquée. Suture.

Réveil long et difficile. Pouls petit, collapsus, éther et flagellation. Le soir, agitation extrême ; pouls à 140, T. 38°. Glace.

21 *novembre.* — Vomissements porracés ayant commencé hier au soir et duré toute la nuit. Parole brève. Pouls incomptable. Facies grippé, mort imminente.

Par l'orifice de l'incision restée partiellement non réunie, et agrandi grâce à la section d'un point de suture, l'opérateur introduit une canule de verre, qu'il promène dans toutes les directions. Il passe ainsi 5 litres boriqués, puis 1 litre de solution phéniquée au 1/100ᵉ environ.

Véritable résurrection, presque immédiate. 4 heures après, relèvement de l'état général, diminution des douleurs.

22 *novembre*. — Nuit assez bonne. Encore quelques vomissements.

Pouls moins fréquent et plus ferme. Coloration de la face. Nouveau lavage.

On fait encore un lavage le 23. Un autre le 25 ; à partir du 3o, la guérison va bon train.

J'ai eu tout dernièrement des nouvelles excellentes de cette malade qui m'ont été communiquées par le Dr Jullien lui-même, que je remercie beaucoup de toute son obligeance.

On a accusé les lavages d'insuffisance. Puis il ont, a-t-on dit, le gros inconvénient de diffuser une partie si minime soit-elle, des matières solubles ou insolubles qu'ils ont pour but d'enlever, et de porter partout une infection primitivement limitée. Mais ceci demande éclaircissement. Si, en effet, le chirurgien qui pratique le lavage, a la prétention de faire une toilette complète de la séreuse, de débarrasser en totalité le péritoine, du sang, des liquides septiques, des colonies microbiennes, il est très certain que ce desideratum ne sera pas rempli, car, ainsi que l'ont démontré O. Witzel et Pierre Delbet (1), les liquides ne peuvent tout entraîner,

---

(1) Pierre DELBET. *Ann. de gyn.*, septembre 1889, p. 165-186 et seq. BAZTERRICA et MOLINARI. *Ann. de gyn.*, janvier 1896, p. 58.

et d'ailleurs, il y a toujours du liquide résiduel dans la cavité péritonéale.

Remarquons cependant, malgré toutes ces imperfections, que « s'ils n'enlèvent pas tout, ils enlèvent la majeure partie », « que la question de dose septique joue un rôle considérable », qu'ils sont enfin « un moyen de dilution et par conséquent d'atténuation des agents infectieux ». Quant au deuxième argument mis en avant contre cette pratique, il peut avoir quelque valeur dans les cas d'infection limitée, mais il tombe devant les cas avec généralisation.

Ces faits étaient parfaitement connus cliniquement des premiers observateurs.

Ainsi, en 1767, Herlin, après avoir réalisé expérimentalement la péritonite par effusion de bile dans le péritoine, faisait des injections pour diluer le liquide « agaçant » et arrêter l'inflammation.

En 1768, Ravaton pratiquait des irrigations péritonéales, qu'il recommandait jusqu'à 3 fois par jour, dès qu'il voyait surgir des accidents de péritonite.

Longtemps après, ces injections furent préconisées par Keith, Nussbaum, Netter, et par Mosimann, qui reprit, en 1881, avec plus de précision, les expériences d'abord entreprises par Herlin (1).

L'expérience n° 1 de cet auteur mérite d'être reproduite ici :

---

(1) L. Mosimann. Contribution à l'étude du traitement de la péritonite aiguë. *Thèse*, Paris, 1881.

Expérience 1, Mosimann, *thèse,* Paris, 1881 (résumée).

Chienne d'un an, 3 kilogrammes. Fixée sur une planche de manière que la paroi abdominale regarde en haut.

Avant l'opération. P. 80.

T. 37°,7.

11 *août* 1880. — 8 heures du matin, incision de huit centimètres au-dessous des fausses côtes droites, près de la ligne médiane, comprenant la peau, le tissu cellulaire, les muscles, le péritoine ; la vésicule biliaire est ponctionnée, et on laisse écouler la bile dans le péritoine. On place alors un gros tube à drainage au centre de la plaie, et on réunit les 2 lèvres de chaque côté du tube. Lorsque les points de suture, qu'on avait très rapprochés, furent placés, on répandit du collodion sur les surfaces récemment réunies, de manière que rien ne pût s'écouler de l'abdomen que par le tube qu'on avait hermétiquement fermé à l'aide d'un fil.

Cela terminé, on fait prendre à l'animal le décubitus latéral.

10 heures du matin. — L'animal se montre inquiet, il boit le lait avec avidité.

Midi. — Vaste frisson.

3 heures. — Nausées et vomissements.

5 heures. — Vomissements moins fréquents.

T. 39°.

P. petit, très fréquent, 130.

12 *août.* — Immobilité. Ballonnement du ventre. Douleur à la pression.

T. 39°.

P. 130. Toujours petit.

Après avoir coupé le fil qui étreint le tube à drainage et fait placer le chien sur les 4 pattes, on recueille 150 grammes d'un liquide séro-sanguinolent, dans un tube à réaction. Alors on injecte 200 grammes environ d'eau tiède dans l'abdomen et on répète 5 fois cette injection, qui ne sort claire qu'à la 5°.

Une heure après, le chien est plus éveillé ; il boit du lait. La température a baissé d'un demi-degré, et le pouls, devenu plus fort, est à 110.

13 *août.* — T. 38°. P. 100. Le chien commence à manger.

14 *août.* — T. 38°. P. 100. Le tube est enlevé, le ventre diminue. Douleur moins forte à la pression.

15 *août.* — T. 37°,8. P. 100. L'animal a repris complètement ses habitudes.

On peut invoquer au cours de cette expérience, comme ayant singulièrement aidé à la guérison, une tolérance particulière du péritoine chez l'animal; il n'en est pas moins vrai, et c'est tout ce que nous voulons démontrer ici, que l'influence du drainage déclive et des lavages est incontestable.

Voici d'ailleurs un résumé convaincant des expériences entreprises par Mickulicz sur ce sujet.

Mickulicz produisit une péritonite septique chez des chiens.

*a)* Ceux qu'il ne traita pas succombèrent.

*b)* Chez quelques-uns, il fit une simple toilette de la cavité abdominale. Mort.

*c)* Dans une autre série, lavages avec liquides indifférents. Mort, mais seulement au bout de quelques jours.

*d)* Dans une dernière série, large ouverture, on enlève l'épanchement, lavages, d'abord avec une solution salée, puis avec solution boriquée ou salicylée. 7 sur 18 guérirent.

Il est donc incontestable que les lavages ont une réelle efficacité au point de vue du nettoyage.

Ils agissent de plus, ainsi que nous allons le voir, comme une véritable transfusion.

Mais, ainsi présentée, la question ne se montre pas dans son vrai jour. En effet, ce qu'il importe vraiment de savoir, c'est le moment opportun de leur emploi, et, à ce point de vue, on doit, il me semble, distinguer deux cas, les cas de début et les cas avancés, et j'entends ici, par cas avancés, ceux qui se présentent avec de la généralisation.

Dans le premier cas, sont-ils bien utiles ? — Il s'agit alors seulement de combattre une rétention locale, et souvent, une simple incision dans le point déclive, ou bien, l'ablation d'un ou deux fils de la suture abdominale, ou même d'un Mickulicz, suffisent pour faire disparaître, nous l'avons vu, tout accident,

Ce qui domine, c'est la rétention ; c'est d'elle que procède rapidement la septicémie ; c'est elle qu'il faut faire cesser immédiatement, et la simple ouverture agit ici comme dans les cas d'abcès, qui voient s'abaisser leur température par une simple incision. On peut, il est vrai, opposer à ce raisonnement, que l'on n'est pas bien fixé sur le point de savoir, au moment de cette intervention, si l'infection est encore purement locale, que la transition n'est pas saisissable et qu'il est souvent très délicat d'affirmer dès le début des accidents, que l'on n'a pas affaire à une forme à diffusion très rapide.

C'est qu'en effet, il est des cas, nous l'avons vu, qui marchent avec une excessive rapidité, qui se révèlent à l'observateur lorsque les toxines sont déjà en généralisation, et ne vaut-il pas mieux alors, dans le doute, recourir au lavage abdomino-vaginal ?

Au sujet des cas avancés, nous avons déjà fait entrevoir l'inefficacité de tout traitement. C'est qu'alors les lésions sont plus étendues en surface et en profondeur, qu'elles ne sont plus déjà localisées à un territoire de la séreuse, et que l'absorption se fait par la

large surface péritonéale, infectant les voies circula-
toires, témoin les troubles cardiaques et respiratoires
que la symptomatologie nous a montrés.

Et cependant, je le répète encore, on doit agir, en
raison de la mort certaine qui attend les malades, on ne
doit pas reculer devant une intervention active, et c'est
alors que les lavages sont vraiment indiqués, en raison de la diffusion dans les multiples recoins de la
séreuse.

Comme liquides, il existe une grande variété de
solutions. Les premiers expérimentateurs recoururent
à l'eau tiède. Plus tard, on en vint aux liquides antiseptiques : l'eau chlorée faible, l'acide salicylique en solution à 1 pour 300, l'eau phéniquée faible, l'eau boriquée,
voire le sublimé et le permanganate de potasse, toutes
solutions de moins en moins employées maintenant, et
l'on s'est enfin servi de liquides aseptiques, ceux-ci
nullement nocifs pour l'élément endothélial, de l'éau
stérilisée bouillie et filtrée ; puis et surtout, de la solution salée, préconisée par les expériences de M. Pierre
Delbet. Si cependant, dans certains cas, pour rendre
l'irrigation péritonéale plus efficace, pour agir non seulement d'une façon mécanique, mais encore directement sur l'élément infectant, sans crainte d'intoxication,
on veut avoir recours aux solutions antiseptiques, il
faudra les faire précéder et suivre d'un grand lavage salé.
M. Pierre Delbet a montré, en effet, que lorsqu'une certaine quantité de liquide a pénétré dans le torrent cir-
culatoire, l'absorption péritonéale se trouve momenta-
nément suspendue.

On pourra donc, au bout de dix minutes, faire suivre une première irrigation simple d'un lavage antiseptique ; mais celui-ci, lui-même suivi d'une dernière irrigation salée, agissant cette fois d'une façon mécanique, et pour enlever les dernières traces du liquide toxique.

# TECHNIQUE

Tout d'abord, il est nécessaire d'agir très rapidement. Par l'ouverture abdominale, nous voyons Jullien (1) introduire une canule de verre de 25 centimètres et promener son orifice jusque sous le diaphragme, en haut et en bas, à droite et à gauche, « portant résolument le liquide dans toutes les parties de la cavité péritonéale », dans toutes les anfractuosités de la séreuse. Mais, il n'est nullement nécessaire, dans la plupart des cas, de recourir à ce moyen, et il est plus simple de pratiquer les lavages par le drain abdomino-vaginal, en réglant l'intensité du courant par le plus ou moins d'élévation de l'injecteur.

Les doses de liquide employé sont considérables. On est allé à 10, 15, 30 litres, et même davantage, et, se souvenant que souvent un lavage ne suffit pas (obs. XVI), on doit avoir à sa disposition une grande quantité de liquide, celui-ci maintenu dans des récipients d'une asepsie absolue, et à une température oscillant entre 30° et 35°, car les températures basses

(1) L. JULLIEN. Curabilité de la péritonite post-opératoire. *Méd. mod.*, 11 juin 1891, p. 455.

sont cause de schock, et doivent être absolument proscrites.

**Durée.** — On ne peut donner pour le maintien du drainage une règle absolue, et une grande part dans son appréciation est laissée au tact de l'opérateur (Pozzi).

Ce qui est certain, c'est que son action est de courte durée et que, d'une manière générale, le tube à drainage doit être retiré de bonne heure.

Au bout de 48 heures, d'après Delbet, et aussi Lœbker (1), un drain s'entoure presque toujours d'adhérences ; et, pour Ward (2), il cesse de drainer après douze heures, s'il s'agit d'un tube, au bout de 24 heures, si c'est de la gaze qu'il s'agit.

Des corps étrangers, même stériles, à la condition qu'ils aient un certain volume, et qu'ils soient capables de déterminer une irritation assez intense, dit Thomson (3), provoquent la formation d'adhérences dans la cavité abdominale.

Enfin, pour Von Gubaroff (4), le pouvoir plastique du péritoine est assez grand, pour que, en 24 heures, le trajet du drain forme un canal fermé dans un péritoine sain, à plus forte raison sur un péritoine enflammé.

Remarquons d'abord, cependant, que ces adhé-

---

(1) Pierre DELBET. Suppurations pelviennes. Paris, 1891.

(2) *Journal of the american Association*, 25 juillet 1896, p. 199-202. Communication de Ward et discussion consécutive.

(3) *Cent. f. gyn.*, 1891, n° 5, p. 105, et *Ann. de gyn.*, 1892, janvier, p. 51.

(4) In *Thèse* de Houzé. Paris, 1896.

rences, admises par beaucoup d'auteurs, il est vrai, ont été contestées.

Skène (1), en effet, déclare que cette règle souffre des exceptions, et qu'il lui est arrivé de ne pas trouver de lymphe organisée autour du tube, même après 48 heures. Cela me paraît être également l'opinion de Byron-Roburson (2).

De plus, dans les cas où l'on a dû recourir aux irrigations peritonéales (et celles-ci sont le plus souvent ou abondantes ou répétées), ces irrigations ont dû singulièrement gêner la formation de la péritonite adhésive autour des tubes, et celle-ci se faire beaucoup plus tard.

Quoi qu'il en soit, le drainage doit être cessé de très bonne heure, et la conduite à tenir doit, ici, se baser sur l'état local des sécrétions et l'état général de la malade.

Quand il s'agit de retirer le tube de caoutchouc, on doit le faire avec précautions, en cas d'adhérences ou de bourgeons charnus pénétrés dans ses orifices, et c'est pour éviter cela que Cordier, Hughes (3) conseillent pendant son séjour de le retourner sur lui-même, deux ou trois fois dans les 24 heures ; que Cushing, Ashby remplacent leur tube au bout d'un temps très court

---

(1) Transactions of the obstetr. soc. of New-York. Séance du 20 avril 1886, in *American Journ. of obstetrics*, 1886, p. 611-613.

(2) *American gyn. and obst. Journ.*, décembre 1895, in *Sem. gynec.*, 1896, p. 5, 4 février.

(3) *Journal of the americ. med. Assoc.* (Chicago), 1892, 9 juillet, p 37-41-42.

(1-8 heures), puis enlèvent ce dernier, en le raccourcis-
sant progressivement (1).

A propos de l'ablation de la gaze on doit beaucoup
se méfier des adhérences très rapides qu'elle peut
contracter avec les anses intestinales, et des tiraille-
ment fâcheux qui en résultent.

Pantzer (d'Indianopolis) croit même que pendant cette
manœuvre, il se produit souvent des fistules (2).

Ford (3) enlève les bandes de gaze sucessivement, une
par jour, et Ott (4) les tord doucement en ficelle, ce qui,
d'après lui, supprime aussi toute douleur.

Le drainage supprimé, on peut refermer la plaie
abdominale, soit par un fil d'argent, soit par des fils
d'attente, placés au moment de l'ouverture, ou bien la
laisser se refermer d'elle-même, comme l'ouverture
déclive. Il est sage, en effet, d'épouver la crainte (si
l'on fait cette suture) de laisser en arrière quelque
septicité, et c'est pour éviter cela que Robb (5) propose
de maintenir l'orifice avec de la gaze roulée, après
l'ablation du tube, et que la majorité des chirurgiens le
traversent de drains à calibre de plus en plus petit.

---

(1) E. Cushing. Drainage abdominal. *Boston med. and surg. Journ.*,
30 août 1894.

(2) *Journ. of the american Association*, 25 juillet 1896, p. 199-202.
Discussion.

(3) *Med. News*, 27 février 1897 (1 vol.). p. 270-272.

(4) Ott et Semensky. *Soc. d'obst. et de gyn.; Saint-Pétersbourg*, in
*Ann. de gyn.*, septembre 1893, p. 227.

(5) Quinzième réunion annuelle de la Société gynécologique américaine,
séance du 17 septembre, in *Amer. Journ. of obst.*, 1890, p. 1125-1127.

### OBSERVATION XVII (inédite)

Avec seconde intervention, le lendemain de la première ; guérison.
le drainage vaginal seul, antérieurement établi, ne suffit pas,
et les lavages sont nécessaires : comme les trois qui suivent,
inédites aussi, je la dois à la grande amabilité du Dᵣ MICHAUX.
— *Utérus fibromateux, Hystérectomie abdominale totale.
Septicémie péritonéale. Guérison.*

Mᵐᵉ veuve L..., journalière, 47 ans, réglée à 14 ans. Accouchement normal à 28 ans. Très bien réglée jusqu'au début de
1895. En cette année, règles plus abondantes et plus durables,
puis, leucorrhée quotidienne.

En février 1896, métrorragies dans l'intervalle des règles,
continues. Durent 15 jours, caillots.

Actuellement anémie profonde. Teint cireux. Écoulements de
sang et de sérosité fréquents. Constipation opiniâtre ; mictions
fréquentes (cystite).

*A l'examen.* — Deux culs-de-sac latéraux comblés par tumeur
enclavée dans le ligament large.

Légère douleur en arrière et à droite.

Sortie de l'hôpital en mars (30 mars), elle revient le 27 avril ;
a eu pendant 8 jours des douleurs vives et pertes blanches abondantes. Puis, calme absolu. Puis règles très abondantes. Se trouve
bien maintenant.

*3 mai.* — Hystérectomie abdominale totale.

L'utérus fibromateux est très enclavé dans le petit bassin, et
son ablation est pénible (1 heure). Gros drain vaginal.

Le soir, va bien. Pouls un peu rapide.

*4 mai.* — Le matin. Pouls rapide. Ventre ni ballonné, ni douloureux. A 11 heures, sérum sous-cutané, 300 grammes. 20 centigrammes de caféine.

A 3 heures. Sérum 1,300 grammes intra-veineux.

BATIGNE.          5

Ballonnement du ventre. Septicémie péritonéale. P. 140.

A 4 heures. M. le Dʳ Michaux fait sauter les sutures inférieures de la paroi. Il s'écoule un liquide louche.

Gros drain abdomino-vaginal. Lavage immédiat avec sérum et eau salée chaude qui entraîne sang et sérosité abdominale infecte.

A 9 heures. Mieux. Cependant pouls rapide et oppression.

A 12 heures. Sommeil calme. Peu d'oppression.

5 *mai.* — 3 heures du matin. 20 centigrammes caféine. Éther, 1 gramme.

8 heures. Va bien. Sérum 300 grammes sous-cutané.

Glace sur le ventre.

Lavage abdomino-vaginal.

Gaz abondants par l'anus.

A 4 heures. Lavage abdomino-vaginal à l'eau salée. Quelques débris. 300 grammes sous-cutanés.

Pouls encore rapide. Dyspnée.

A 9 heures. Lavage.

6 *mai.* — Va bien. Point de côté dans l'hypocondre droit. Ventouses. Respiration calme. Langue bonne. Bon effet d'un lavement glycériné.

Deux lavages. Eau à peine souillée.

7 *mai.* — Va bien. Dyspnée. Ventouses. Position presque verticale du tronc. Va mieux.

A partir du 7, tous les jours, 3 ou 4 lavages au permanganate de potasse.

14 *mai.* — Va très bien. Sort complètement guérie le 6 septembre.


OBSERVATION XVIII (inédite).


*Ovaires scléro-kystiques. Laparotomie. Septicémie. Guérison.*


Veuve C..., domestique, 23 ans, réglée à 12 ans, bien jusqu'à une fausse couche, il y a 4 ans.

Alors, pertes de sang quotidiennes et abondantes qui durent 2 ans. Bien réglée depuis.

Accouchement normal, il y a 7 ans. Jamais malade.

Entre pour pertes et douleurs abdominales, le 15 mars 1897.

Pertes jaune-verdâtres, abondantes surtout au moment des règles. Depuis 7 ans, douleurs lombaires, abdominales, avec prédominance à gauche et au niveau du coccyx. Vives, réveillées par la fatigue, diminuant par le repos, exagérées pendant toute la durée des règles, et plus particulièrement depuis 4 ans.

Dans le cul-de-sac droit, petite masse assez nette.

Amaigrissement. Appétit excellent. Constipation.

30 *mars*. — Laparotomie. Castration unilatérale gauche. Ovaire scléro-kystique, sans adhérences.

A droite, même état, trompe obstruée. Incision du pavillon qu'on étale à la surface de l'ovaire auquel on le fixe.

Soir. Va bien. Pouls un peu rapide.

31 *mars*. — Douleurs vivres. Un purgatif et deux lavements sans effet. Dans la soirée le ventre manque de souplesse. Nausées. T. 37° 3. Glace sur le ventre. Calomel. Quelques selles séreuses.

1er *avril*. — Coliques nocturnes très vives. Le matin, hoquet fréquent. Pouls très faible et très rapide.

Figure bonne, langue humide. Ventre peu ballonné.

Nouveau purgatif que la malade rend en partie.

Pour calmer le hoquet, on interdit toute boisson, sauf morceaux de glace. 1 centigramme de morphine.

A 3 heures. Figure changée ; pouls plus fréquent.

Ventre ballonné. Pas de gaz.

Chloroforme, réouverture de la partie inférieure de l'incision abdominale. Un peu de sérosité sanguinolente.

L'utérus est très renversé en arrière et comprime l'intestin.

Incision du cul-de-sac postérieur. Drainage abdomino-vaginal : lavages avec 3 litres d'eau salée.

La malade est mourante. On cesse le chloroforme. Tractions linguales rythmées.

Injection intra-veineuse de sérum, 2,250 grammes. Recoloration. Pouls et respiration reviennent lentement.

Lavages du rectum. Quelques vomissements séreux.

Glace sur le ventre.

Le soir. Dort tranquillement. A eu un lavement purgatif avec une goutte de croton. Évacuations abondantes.

25 *avril.* — Va bien. Elle conserve une fistulette. Pansée fréquemment. Excisée en octobre.

Dans l'observation XIX, malgré la rupture d'une poche purulente pendant la première opération, pas d'accidents à cause certainement de la déclivité.

Au 5e jour, apparition d'accidents de haute gravité que supprime une intervention rapide et énergique.

Dès lors, une vraie lutte s'engage et malgré un mauvais état péritonéal antérieur, une suppuration infecte, et surtout une lésion organique du cœur que l'on retrouve à chaque pas à la lecture de l'observation, on arrive à calmer l'acuité et à prolonger la vie jusqu'au 8e jour.

OBSERVATION XIX (inédite).

*Hystérectomie vaginale pour suppuration pelvienne.*

Il s'agit d'une malade, G..., ménagère, 33 ans, entrée à l'hôpital le 2 juin 1897, porteuse d'une grosse suppuration pelvienne.

Elle se présente avec vives douleurs abdominales, qu'elle a depuis 4 ans, à la suite de péritonite de cause inconnue.

Fausse couche de 3 mois, il y a 15 ans.

Dans les derniers jours de mai, une huitaine après les dernières règles, douleurs violentes de la région gauche abdominale.

Actuellement, douleur atroce, à gauche maximum. Ventre tendu, ballonné.

Dans le cul-de-sac gauche, masse mal limitée, s'étendant aussi dans le cul-de-sac postérieur, très douloureuse. Le doigt revient couvert de sang.

Rien de net dans le cul-de-sac droit. Palper abdominal très douloureux.

Pouls bon. Langue normale. Insuffisance mitrale. Glace sur le ventre. Morphine. On attend l'apaisement de la péritonite aiguë pour opérer.

Mais l'état de la malade ne marche pas très bien. Il y a des douleurs et des vomissements.

9 *juin*. — Hystérectomie vaginale, éther, paroi vésicale facile à détacher. En voulant décoller le péritoine postérieur, le cul-de-sac crève. Pus abondant, venant surtout de gauche. Utérus abaissé, hémisection antérieure; puis section de la paroi postérieure. Pus abondant, infect. On laisse les annexes gauches, on enlève les droites.

Le soir, va assez bien, un peu affaissée. Intermittences du pouls, 300 grammes de sérum sous-cutané. Morphine et demain digitale.

10 *juin*. — Intermittences, langue humide, ventre souple, hoquet quelquefois.

4 heures. — Tension abdominale. Glace sur le ventre. 300 grammes de sérum sous-cutané. Gaz abondants et selles.

11 *juin*. — Pouls régulier. Bonne figure. Ablation des pinces. Plusieurs selles.

12 *juin*. — Demande à manger. Ablation des mèches vaginales. Ventre ballonné. Purgatif. Bon état.

13 *juin* (5ᵉ journée). — Changement complet. Nuit mauvaise. Malade agitée. Pouls faible, rapide. Température élevée. Ballonnement du ventre. Diarrhée. Vomissements. Abattement. Faiblesse. Facies fatigué. Le toucher vaginal donne au doigt une odeur infecte. Douleurs abdominales. L'interne du service fait le drainage abdomino-vaginal. Ether. Il s'écoule deux cuillerées de liquide roussâtre, putride.

Gros drain, 20 litres d'eau salée dans le péritoine. Injection intra-veineuse, 2 litres. 3 vessies de glace. Bientôt vomissements séreux abondants, de mauvaise odeur.

Pas de frissons. Pouls 140. Temp. élevée. Caféine. Un peu de diarrhée.

A 5 heures. — Ventre plus souple. Meilleure figure. Pouls plus ample. 20 litres dans le péritoine.

A 9 heures. — Sommeil.

14 *juin*. — Va beaucoup mieux. Ventre souple, langue bonne. Plus de vomissements.

A 9 heures. — 20 litres dans le péritoine.

De 12 heures à 3 heures. — Injection sous-cutanée de sérum. Deux selles en diarrhée.

A 8 heures. — Diarrhée fétide. 20 litres dans le péritoine. Pas de vomissements. Ventre souple.

15 *juin*. — Nuit assez bonne jusque vers 3 heures du matin. A ce moment, faiblesse, refroidissement, pouls petit. 1,200 grammes intra-veineux. Pouls meilleur. Linges chauds.

A 8 heures. — Temp. 40°. Pouls rapide, mais bien frappé. Ventre souple. Vomissements aqueux, jaunâtres, qui semblent succéder à l'injection intra-veineuse.

A 12 heures. — Encore quelques vomissements et diarrhée.

A 3 heures. — 20 litres dans le péritoine.

Entre 5 et 7 heures. — 1 litre sous-cutané.

A 8 heures. — Lavage abdominal 1 litre. Ventre souple. Vomissements aqueux abondants et fétides.

A 12 heures. — Lavage abdominal 1 litre, pour nettoyer le drain. Pouls faiblit. Caféine.

16 *juin*, 3 heures. — Pouls petit. Refroidissement. Caféine.

4 heures. — Délire, agitation. Mouvements convulsifs des yeux. T. 40°. Compresses froides sur le front. Morphine. Calme. Plus de vomissements.

8 heures. — Refroidissement. Pouls faible.

9 heures. — Lavage du drain.

10 heures. — Plus petit drain. Il s'écoule un peu de liquide roussâtre, sanguinolent, fétide. 4 litres d'eau salée dans le péritoine.

11 heures. — 2 litres dans les veines.

1 heure. — Syncope. T. 41°.

4 heures. — Mort.

OBSERVATION XX (inédite).

Hôpital Broussais, salle Broca, n° 3.

J. L., brocheuse, 20 ans, 90, rue Vercingétorix, entrée le 1ᵉʳ janvier 1898, sortie le 22 février 1898.

Grosse salpingite suppurée. *Castr. double.*

*Antécédents héréditaires.* — Nuls.

*Antécédents personnels.* — Nuls.

Réglée à 18 ans, régulièrement, 4 jours, abond. indol.

Dernières règles, du 11 au 18 décembre 1897, assez abondantes, sans caillots, indol.

Ni enfants, ni fausse couche.

Vers le 20 décembre (2 jours après les règles) forcée de s'aliter (frissons, vomissements, gastralgie).

29 *décembre.* — Début de douleur abdominale.

Très vive pendant deux jours, bilat.

Actuellement: Douleurs abdominales bilat.

Pas de métrorragie.

Leucorrhée purulente.

Localement, ballonnement et tension du ventre, météorisme.

Toucher, col en arrière, difficile à sentir, car le vagin est obstrué par une masse antérieure.

Utérus impossible à délimiter.

Cul-de-sac antérieur rempli par une grosse masse fluctuante, du volume d'une grosse orange, qui obture tout le vagin, surtout douleur à gauche.

État général bon.

Urine normale.

Constipation.

T. varie de 38° à 39°.

Traitement: glace sur le ventre, repos, lait, morphine.

10 *janvier*. — Va beaucoup mieux, plus de douleurs, injections.

14 *janvier*. — Laparo-castration double (Michaux-Ardouin), Chl. Ether.

Incision de 10-12 centimètres. Valve de Doyen. Plan de Terrier. Compresses stérilisées.

On trouve à gauche une grosse masse du volume d'une grosse orange qui fait saillie en avant de l'utérus. Une ponction faite avec le Dieulafoy ramène plus de 200 grammes de pus et la poche en contient encore au moins 100 grammes.

Pus louable, vert.

Excision au thermocautère avec aiguille mousse et soie entre-croisée. On enlève de même les annexes droites presque saines, petit abcès seulement de l'extrémité de la trompe. On trouve pas mal d'adhérences intestinales; on en rompt quelques-unes qui coudent l'intestin. Utérus fixé à la paroi par une soie. Drainage vaginal par une mèche de gaze iodoformée passant à travers perforation du cul-de-sac postérieur du vagin. 2 plans de suture prof. soies séparées; superf. crins; cathétérisme vésical, urines claires.

3 heures. — Souffre pas mal. Pouls bon, langue bonne, pas de suintement vaginal. T. 37°,6. P. 110.

15 *janvier*. — Va assez bien. T. 38°. P. 120. Purgation. Langue humide.

Soir: T. 38°,5. P. 160. Ventre ballonné. Langue humide. Pas de vomissements.

5 heures. — Drainage abdomino-vaginal. Ouverture de l'abdomen. Evacuation d'un verrre de liquide séro-sanguin et gaz abondants. Ablation de mèche vaginale. Ecoulement encore de liquide. On passe une pince courbe par le vagin, elle va saisir le drain abdominal. Position obstétricale. Lavage de 4 litres eau salée.

8 heures. — P. 130. T. 37°,4. Sérum sous-cutané. 300 grammes.

12 heures. — P. 130. T. 36°,6. Lavage du drain, 4 litres eau salée.

16 *janvier*. — Pouls descend à 110 et T. à 37°4. 6 lavages du drain à 4 litres et 300 grammes sérum sous-cutané. Selles.

17 *janvier*. — P. 100-108. T. 37". Lavage du drain. Va bien. Selles.

20 *janvier*. — Va bien. Ablation du drain abdominal vaginal.

31 *janvier*. — Va bien.

8 *février*. — Reste seulement très petite plaie superficielle abdominale.

12 *février*. — Se lève. Pas de plaie. Va très bien.

23 *février*. — Sort en bon état. Toucher : état parfait.

## Observation XXI

Z. H. Evans. *med. Record*, New-York, 12 avril 1890, t. II, p. 407, in *Annales de gynécologie*, juin 1891, p. 489.

Femme, 34 ans, fausse couche de 3 mois, remontant à huit jours ; température hyponormale, pouls 157, respiration 34 ; langue sèche, tympanisme abdominal, sueurs.....

On lui donne toute espèce d'excitants.

Le lendemain matin, incision, retournement de la malade pour drainer la sérosité intra-abdominale et lavage du péritoine à l'eau chaude.

Amélioration passagère.

Le 3ᵉ jour, grand frisson ; symptômes de résorption purulente, le bout du drain retiré contenait un pus épais.

Réouverture du ventre.

Relavage.

Guérison.

## Observation XXII

Hunter, *Soc. obstetric. de New-York*, séance du 17 novembre 1885. — *Ovariotomie. Péritonite secondaire. Réouverture de la cavité abdominale.*

Irrigations avec la solution phéniquée : *guérison.*

Le rapporteur ne se décida à rouvrir la cavité abdominale que *in extremis.*

## Observation XXIII (résumée).

R. Pichevin et A. Pettit, in *Archives de tocologie et de gynécologie,* décembre 1895, p. 882.

Hystérectomie abdominale totale pour énorme fibrome utérin.

Pendant l'opération, le tissu utérin s'étant déchiré et les griffes ayant ouvert malencontreusement la cavité utérine, il s'écoule une assez grande quantité de muco-pus dans le péritoine.

Soins de toilette péritonéale. Drainage vaginal. Crainte de péritonite.

47 heures après l'opération, en présence des signes d'infection péritonéale suraiguë, on fait sauter toutes les sutures.

Les anses intestinales distendues étaient parcourues par des arborisations vasculaires très marquées.

Le péritoine pariétal, à certains endroits, montrait un piqueté violacé. L'intestin contenu dans le bassin était plus rouge que partout ailleurs. Il existait des traînées blanchâtres et quelques fausses membranes déjà épaisses et assez larges.

Sérosité louche dans le petit bassin.

On fait passer de 15 à 20 litres d'eau salée et d'eau boriquée, en ayant soin de bien laver tous les coins.

On s'assure de l'écoulement du liquide par le vagin. Suture rapide de la plaie abdominale.

Dès le soir, changement manifeste et amélioration.

Le lendemain, malade sauvée. *Staphyloccus pyogenes albus.*

OBSERVATION XXIV (résumée).

NITOT, in *Journal de médecine de Paris,* 24 décembre 1893.

Malade, 35 ans, tumeur abdominale datant de plusieurs années, graduellement accrue. On songe à fibrome.

Bonne santé d'abord, puis altérée, ascite, neuf ponctions.

Ouverture abdominale : deux kystes ovariques multiloculaires soudés sur la ligne médiane.

Le gauche est ponctionné, puis détaché de ses adhérences et enlevé assez facilement.

Ponction de la tumeur principale, et par la même ouverture, ponctions successives des différentes loges. Il restait alors une énorme masse charnue adhérente au bassin en arrière, à l'utérus et à l'S iliaque.

Décollement difficile. Pas de faute opératoire, lavage soigné avant la suture.

Le soir, bon état, mais, dès le lendemain, M. Nitot est frappé par la rapidité du pouls, bien que la température n'ait pas dépassé 37°,5.

Le soir, T. 38°,2. P. 130. Vomissements chloroformiques dans la journée.

Le surlendemain, vomissements péritonéaux. T. 38°. P. 130, cyanose, délire commençant, ventre pas très ballonné.

A 1 heure, réouverture : gaz et un demi-litre de liquide louche.

Lavages abondants boriqués chauds. La malade, très bas, faillit rester sur la table.

Avant de refermer le ventre, voyant l'utilité de nouveaux

lavages, ouverture du cul-de-sac vaginal postérieur avec énorme drain ressortant par le ventre. Suture. Aussitôt après l'opération, cessation des vomissements.

La malade peut digérer le lait et le champagne.

Le lendemain, pouls meilleur, à 120, puis 110, figure calme.

Dans la soirée, les choses allèrent moins bien. P. 120. Alors lavages plus fréquents et siège de la malade placé dans une position légèrement déclive. Le lendemain, tout allait mieux et se continuait ainsi.


OBSERVATION XXV (résumée).


In BÉRARD, *Bulletin médical,* 23 juin 1897.


Laparotomie pratiquée à la clinique le 14 octobre 1896, chez une femme de 32 ans, par M. E. Rollet, pour kyste de l'ovaire remontant à l'ombilic.

Par suite d'adhérences surtout intestinales, le kyste, qui est en partie intra-ligamenteux, ne peut être enlevé que partiellement.

Marsupialisation du fond de la poche.

Bons résultats sauf une fistule à l'angle inférieur de la plaie, persistant sans se modifier du 26 octobre 1896 au 8 mai 1897.

*Le 8 mai.* — M. Poncet fait l'ablation de la fistule et de la poche.

Malgré quelques adhérences intestinales encore tenaces, l'opération est menée à bonne fin, assez vite, et sans traumatisme intra-péritonéal grave. Suture totale.

Le soir même. Agitation, douleurs abdominales. Nuit mauvaise.

*Le 9 mai.* — T. 39°,2. État nauséeux persistant, quelques vomissements bilieux.

Aggravation dans la journée et la nuit qui suit.

*Le 10 mai.* — Agitation extrême. La température ne s'élève

pas au delà de 38°,5. Vomissements continuels. Facies grippé, abdominal, langue rôtie. Pouls à 140. Ballonnement et douleurs abdominales. Extrémités froides. Mort paraît imminente.

M. Poncet fait sauter immédiatement toutes les sutures, sans anesthésie, 48 heures après l'opération, ouvre le péritoine dans toute l'étendue de la plaie. Écoulement d'une cuillerée à soupe d'un pus roussâtre, sanieux, extrêmement fétide.

Toutes les anses intestinales sont agglutinées entre elles et recouvertes de fausses membranes fibrino-purulentes. Surface violacée, livide.

M. Poncet assèche rapidement les anses accessibles et établit un drainage à la Mickulicz qu'il maintient par un seul point de suture.

La malade qui se trouvait, au moment de cette seconde intervention, dans un état agonique, se relève difficilement.

Dans la soirée, le pouls est encore petit, filant, à 140. Les vomissements persistent. T. 38°,6.

*Le 11 mai* (le lendemain). — Légère amélioration. Selles répétées sous l'influence d'un peu de calomel.

Ce n'est encore qu'au bout d'un jour que le facies est meilleur, les yeux vifs, les traits moins tirés. Pouls à 140.

Dès lors, amélioration graduelle.

La température toujours entre 38°,2 et 39°,4 fait craindre cependant une semaine encore la suppuration de quelque foyer péritonéal secondairement enkysté ; mais enfin, l'orage se calme le 23 *mai*, à la suite de l'évacuation spontanée, par le vagin, d'un liquide purulent, très fétide, dû à l'ouverture d'une poche dans le Douglas.

C'est un cas d'infection de la plus haute gravité, arrêtée dans sa marche par la réouverture et le drainage. Ne sommes-nous pas cependant autorisés, en vertu de ce qui a été écrit plus haut, à nous dire que la guérison eût été plus rapidement obtenue, d'abord avec des lavages, et surtout avec le drainage inférieur?

Deux choses, en effet, nous frappent au point de vue de la marche après cette seconde intervention :

1° Le réveil difficile de la malade ; la persistance du nombre élevé des pulsations, leur peu de force ; les vomissements ;

2° L'amélioration produite par les purgatifs, ce qui indiquait l'insuffisance du drainage, et surtout la guérison définitive qui suit une décharge par le Douglas.

Voici, d'ailleurs, à côté de cette observation, un cas dans lequel, comme dans celui qui précède, on voit une amélioration manifeste à la suite de l'intervention (réouverture et lavages), sans cependant que la mort soit évitée ; mais à l'autopsie, on trouvera une collection purulente dans le Douglas ; et il est bien permis de se demander, avec l'auteur, « si une toilette complète du bassin, suivie comme le recommandent Poncet et Jaboulay, dans les cas de ce genre, d'un drainage établi par la voie vaginale, n'aurait pas été suivi d'une guérison complète ?

### Observation XXVI

Alice X..., 26 ans, entre à l'hôpital en novembre 1891, service de M. le D<sup>r</sup> Dubourg, pour un pyo-salpinx double, consécutif à une métrite blennorragique.

Salpingectomie double, le 10 novembre 1891.

Pendant le cours de l'opération les trompes se rompent dans le péritoine. Toilette de la séreuse. Mickulicz.

Dès le lendemain, la malade présente des symptômes très nets de péritonite généralisée, vomissements, ballonnement du ventre, douleurs, etc., etc.

M. le D<sup>r</sup> Dubourg enlève le drain, lâche un certain nombre de points de suture, et fait un lavage du péritoine avec plusieurs litres d'eau bouillie et filtrée, additionnée de liqueur de Van Swieten.

La journée et la soirée qui suivent ce lavage sont meilleures, les vomissements disparaissent. Le ventre est moins douloureux, le pouls a perdu son caractère filiforme; la malade elle-même accuse un bien-être notable.

Cette amélioration n'est que passagère, car, le jour suivant, les symptômes de péritonite reparaissent et vont en s'accentuant.

Un 2° lavage pratiqué à la dernière extrémité dans les mêmes conditions reste sans effet, et la malade succombe.

A l'autopsie on trouve du pus collecté dans le petit bassin et une péritonite purulente généralisée.

(In DUFFAU-LAGARROSSE, Thèse, Bordeaux, 1893, p. 61).

### OBSERVATION XXVII

M. MICHAUX, in Bull. soc. chir., 8 janvier 1896, p. 5.

Femme, 34 ans. Double pyo-salpinx très infect. Hystérectomie vaginale, le 14 septembre 1895 ; au bout de deux jours, vomissements abondants, absolument porracés, ballonnement du ventre. Malade absolument perdue.

Réouverture du ventre. Drainage abdomino-vaginal. Grands lavages à l'eau salée et au sublimé pendant 6 à 8 jours. Deux injections intra-veineuses de 1,200 et de 1,500 grammes dans les veines du bras.

Guérison inespérée après 6 à 7 jours de lutte acharnée.

## Observation XXVIII

Riddle-Goffe, Transact. of the Amer. gynecol. Soc., 1892,<br>
in thèse Melliès, Lyon, 1897-98.

Femme, 36 ans, pelvipéritonite de cause inconnue.

Laparotomie le 3o décembre 1891. — Pendant l'opération, le contenu purulent de la trompe se répand dans le bassin; lavage soigné, fermeture de l'abdomen sans drainage.

Le lendemain, T. 38°, P. 96. Malgré des purgatifs, le 2e jour, T. 38°,9, P. 100, et le soir T. 40°,2, P. 110.

A 11 heures du soir, état comateux, T. 40°,5, P. 130. On se décide à rouvrir l'abdomen. Très légère anesthésie ; on ouvre la plaie, en libérant l'intestin de ses adhérences ; on voit une grande quantité d'exsudats purulents : grands lavages à l'eau chaude et bouillie dans les parties du bassin où l'on trouve des foyers purulents. On lave encore à l'eau oxygénée ; on remplit le bassin de gaze iodoformée, et on referme.

On ranime la malade par des injections de strychnine, d'eau-de-vie, etc.....

Marche régulière vers la guérison. A la 3e semaine se forme une fistule rectale qui disparaît sous l'influence d'un lavage. Persistance d'une fistule abdominale.

Six mois après, guérison complète.

## Observation XXIX

L. Coyteux Prévost, Revue canadienne, la Clinique, in Semaine gynécologique, 29 juin 1897, p. 2o5.

Femme, 24 ans, entre à l'hôpital pour se faire opérer d'un petit kyste de l'ovaire droit accompagné de rétroversion utérine.

La malade est éthérisée, et pendant l'examen qui précède l'opération, la petite tumeur située dans le Douglas disparaît tout à
coup. Évidemment, elle s'était rompue dans la cavité abdominale.

Un curettage de l'utérus est fait à la hâte et l'ouverture de
l'abdomen montre que le kyste était crevé à sa partie postérieure.
Ablation de la poche, ligature du pédicule au catgut, suture de la
paroi abdominale. Mais pensant que le liquide issu de l'ovaire
devait être stérile, l'opérateur ne fit pas la toilette du péritoine.
Faute grave, comme le prouve ce qui survint dans la suite.

En effet, au commencement du 3e jour, le pouls devenait
plus fréquent ; la malade se plaignait de douleur abdominale et
vomissait de la bile. — Le lendemain, les vomissements devinrent
plus fréquents, le ventre parut légèrement météorisé et sensible
à la pression. Malgré les applications de glace sur le ventre, malgré des injections hypodermiques de strychnine et l'application de
sinapisme au creux épigastrique, les symptômes, loin de s'amen-
der, s'aggravaient ; on avait sous les yeux le tableau de la péritonite avec cette différence cependant que le facies ne présentait
pas cet aspect de détresse si frappant, que le pouls ne dépassait
pas 120, et que l'abdomen, quoique douloureux, n'offrait pas cette
sensibilité exquise qui permet à peine le simple poids des couver-
tures.

Malgré tout, il fallait courir au-devant du danger et une deuxième laparotomie est décidée.

La malade est éthérisée. Le cul-de-sac de Douglas est ouvert
et l'index rencontre là une anse intestinale largement dilatée. Pas
de pus, pas de sang, pas de sérosité. Une mèche de gaze iodoformée est laissée dans l'ouverture. On examine l'intestin qui est
vascularisé et fortement distendu, l'épiploon est rouge et injecté,
mais aucune adhérence, aucune trace de liquide dans le péritoine.
Toute la masse intestinale est lavée soigneusement ; suture de la
paroi au crin de Florence. Injections hypodermiques de sérum
artificiel.

En transportant la malade de la salle d'opérations à sa chambre,
on dut la soutenir presque verticalement, car tout à coup, la res-

piration s'arrêta et le pouls disparut. La respiration artificielle fut faite immédiatement et au bout de 6 minutes la malade revenait à elle.

Les suites opératoires furent bonnes, la plaie guérit rapidement et on put bientôt considérer la convalescence comme franchement établie.

Une semaine après environ (je résume), mauvais état, vives douleurs siégeant autour de l'ombilic, vomissements continuels, pouls à 120. T. 38°,5. Aucune selle, malgré tout traitement médical. Le pouls monte à 130, 140. Météorisme. Altération des traits. 3° *laparotomie*; épiploon épaissi adhérent tout le long de la cicatrice et attirant à ce niveau le côlon transverse vide, retenu appliqué comme une corde sur la masse intestinale sous-jacente.

Le pédicule du ligament large était intimement soudé à une anse de l'intestin fortement distendue, congestionnée, brunâtre et parsemée de 2 ou 3 larges plaques hémorragiques.

Sur le plancher du bassin, une autre anse intestinale avait contracté avec les bords de l'ouverture du Douglas des adhérences assez résistantes.

Lavage soigneux de la cavité abdominale et fermeture de l'abdomen sans drainage. Le soir même de l'opération, la malade eut des selles liquides, grisâtres, fétides.

Dès ce moment, mieux de jour en jour.

OBSERVATION XXX (résumée).

PEASLEE, *American journ. of the medical sciences,* 1856,
*A case of ovarian tumor.*

Il s'agit ici d'un cas de tumeur de l'ovaire, traitée avec succès par une large incision abdominale, suivie de drainage à l'aide d'un tube en gomme.

Le 6ᵉ jour après l'opération, les symptômes étant devenus alarmants (pouls 115, .....), on dut faire des injections de sérum artificiel et enlever par la seringue, le liquide péritonéal.

L'observation de Kœberlé, souvent reproduite et trop peu clairement résumée, à mon avis, ne rentre pas tout à fait, de même que la précédente, dans notre sujet (*Gazette médicale de Strasbourg,* 1867, p. 43 et 45).

### Observation XXXI (résumée)

*C'est en effet le 6ᵉ jour,* après une ovariotomie pratiquée le 26 novembre 1866, que se montrent les accidents de péritonite. Cependant cette observation est à noter en raison de la cessation des accidents très graves par l'ouverture de la paroi.

Il survint après l'opération une péritonite pelvienne qui resta localisée, et qui guérit rapidement, sous l'influence du libre écoulement des liquides et de la position demi-assise qu'on avait donnée à l'opérée.

Le pouls, assez développé, se maintint néanmoins à 130.

Du 6ᵉ au 7ᵉ jour, le ballonnement du ventre, la petitesse du pouls, variable, irrégulier, les sueurs froides, le refroidissement des extrémités, l'altération de la face, la diminution des urines... indiquèrent le développement d'une péritonite, et le soir du 7ᵉ jour, on constate une matité circonscrite, avec sensibilité au-dessus de la crête iliaque droite.

Très mauvais état général. Incision. Écoulement de 150 grammes de sérosité rougeâtre, dont les caractères indiquaient concurremment avec les symptômes observés que sa production ne remontait pas au delà de 12 à 15 heures.

Soulagement immédiat. La malade fut maintenue dans la position demi-assise, et dans le décubitus latéral.

Le lendemain, amélioration notable. Réapparition de l'ampleur du pouls. Chute des mouvements respiratoires, de 32 à 22, et disparition de la matité.

# CONCLUSIONS

L'infection péritonéale post-opératoire est justiciable d'une thérapeutique énergique, de l'intervention chirurgicale active.

L'important, pour agir avec efficacité et chances de réussite, est d'intervenir de très bonne heure, de ne point attendre que l'infection soit installée, car il faut savoir qu'il est des cas de virulence excessive.

Or, pour intervenir hâtivement, il faut connaître à fond la symptomatologie de l'infection post-opératoire afin de l'attaquer dès son début dépisté, et non pas, quand tous les signes sont évidents, c'est-à-dire quand il est trop tard.

Cette symptomatologie, quoi qu'on ait dit, existe nettement, *même dès le début de l'infection.*

Si, jusqu'à ces derniers temps, on ne l'a reconnue que trop tard (ce qui a paralysé toute intervention), c'est, d'une part, que ses manifestations fonctionnelles étaient prises pour autre chose (schock, intoxication, anémie rapide.....); c'est d'autre part, que, dans les cas de mort, ses lésions ne sont souvent pas bien apparentes à la vue, le péritoine n'ayant pas eu le temps de

réagir ; c'est enfin, la méconnaissance de la bactério-
logie, qui, elle, explique tout cela.

Parmi les signes par lesquels elle se révèle, on doit
tout d'abord remarquer les caractères du pouls, étudié
soit en lui-même, soit dans ses rapports avec la courbe
de température.

L'étude de cette symptomatologie, de son début et
de son époque d'apparition, nous montre que pendant
les 48 premières heures, les malades doivent être sur-
veillées de très près ; que la température, le pouls,
doivent être, à intervalles réguliers, fréquemment notés
— et cela, surtout, dans les cas où l'on a des raisons
de se méfier, de manière à agir à la moindre indication.

Plusieurs modes de traitement ont été employés,
d'une réelle efficacité ; malheureusement on ne doit les
considérer que comme des adjuvants, très précieux
d'ailleurs :

1° Parce qu'ils n'agissent pas avec assez de rapidité
et d'énergie ;

2° Parce qu'ils ne s'adressent pas directement à la
cause.

Un seul remplit ce desideratum, c'est la réouverture
et le drainage abdomino-vaginal, suivi, le plus souvent,
de lavages.

L'ouverture vaginale est bonne :

Parce qu'elle est déclive, logique, faisant suivre aux
sécrétions, les lois naturelles de la pesanteur et ne nécessitant pas de manœuvres compliquées ;

Parce qu'il n'y a aucune difficulté d'aborder le cul-
de-sac postérieur et que l'antisepsie vaginale est facile;

Batigne.                                                6.

Parce qu'on évite ainsi l'infection de la plaie abdominale ;

Parce qu'il s'agit ici de septicémies à point de départ pelvien ;

Parce qu'enfin les drainages *exagérés* de Sims et
Bardenheuer ont du moins servi à montrer l'innocuité
de cette voie.

L'ouverture abdominale doit être faite :

Parce qu'elle facilite beaucoup les irrigations abdominales, souvent répétées, toujours abondantes ;

Parce qu'elle permet de les faire suivant les règles,
c'est-à-dire de haut en bas.

# INDEX BIBLIOGRAPHIQUE

Condamin. — *Lyon médical*. De l'ovariotomie vaginale, 14 mars 1897.

V. Pauchet. — *Semaine gynécologique*, 23 novembre 1897.

Von Winckel (de Munich). — Congrès de Moscou, 1897.

J.-L. Faure. — A propos de quelques interventions d'urgence sur la cavité abdominale. *Gaz. des hôp.*, 9 septembre 1897.

R. Diriart. — *Thèse*, Paris, 1897.

E. Dupré. — Maladies du péritoine, in *Traité de médecine* (Brouardel-Gilbert).

E. Forgue. — *Nouveau Montpellier médical*, 6 novembre 1897.

Durham. — Applications cliniques de quelques exp. sur l'infection péritonéale, in *Sem. gynécol.*, 4 mai 1897.

Bérard. — *Bulletin médical*, 23 juin 1897.

Pozzi. — Traité de gynécologie, 1897.

Pauchet. — Hyst. vaginale et laparotomie. *Thèse*, Paris, 1896.

F. Latouche. — Technique opératoire des grandes interv. abdom..... indic. du drainage vaginal. *Centre médical*, mai 1896.

R. Pichevin. — A propos de l'infection péritonéale. *Sem. gyn.*, 14 avril 1896.

Bazterrica et Molinari. — Résultat de 116 laparotomies. *Ann. de gyn.*, janvier 1896.

Jacobs. — *Bulletin de la Soc. belge de gyn.* Péritonite post-opératoire, n° 6, 1896.

Doderlein. — Congrès de Genève, 1896. *Ann. de gyn.*, septembre 1896.

Bouilly. — Trait. des supp. pelviennes. Congr. de Genève et *Ann. de gynéc.*, septembre 1896.

L.-G. Richelot. — *Ibid.*

Houzé. — De l'interv. chirurg., in Péritonite par perfor. *Thèse*, Paris, 1896.

R. Pichevin et A. Pettit. — De l'infection péritonéale chirurgicale. *Arch. de tocol. et de gyn.*, décembre 1895, p. 882.

Mégrat. — Laparotomie in Péritonite généralisée chez la femme. *Ann. de gyn. et d'obst.*, octobre 1895, p. 296.

Jayle. — Septicémie périt. aig. post-opératoire. *Thèse*, Paris, 1895.

Reynier. — *Journal de méd. de Paris*, 4 mars 1894.

J. Greig Smith. — Chirurgie abdominale, traduction : P. Vallin. Paris, 1894.

A. Moulonguet. — Drainage vaginal in laparot. *Arch. provinc. de chirurgie*, t. III, n° 5, mai 1894, p. 287.

Nitot. — Traitement chir. de la péritonite. *Journ. de méd. de Paris*, 24 décembre 1893.

E. Forgue et P. Reclus. — Traité de thérap. chirurg., t. II. Paris, 1892, p. 543.

Traité de chir., t. VI, p. 497.

Paul Reichel. — Beiträge zur œtiologie und chirurgischen therapie der septischen peritonitis. *Deutsche Zeitschrift für chirurgie*, XXX, 1, in *Revue de Hayem*, t. XXXVII, 1891, p. 617.

L. Jullien. — Curabilité de la péritonite post-opératoire. *Méd. mod.*, 11 juin 1891, p. 455.

Pierre Delbet. — Supp. pelv., 1891, p. 369, etc.

Terrillon. — Salpingites et ovarites, 1891, p. 100.

*Bull. et Mém. de la Soc. de chir.*, t. XVI, 1890, p. 780 (Pozzi).

Pierre Delbet. — Expériences et réflexions sur le drainage du péritoine. *Ann. de gyn.*, février 1890, p. 93.

Saenger (Leipzig). — 10° Congrès internat. de méd. de Berlin, section d'obst. et de gyn., in *Ann. de gyn.*, octobre 1890, p. 284.

Aug. MARTIN. — Traité clinique des maladies des femmes, trad.
H. Varnier et F. Weiss. Paris, 1889, p. 449, 598, 619.

A. BONNECAZE. — Valeur et indicat. de l'incision vaginale appliquée
à l'ablation de certaines petites tumeurs.... *Thèse*, Paris, 1889.

S. LANDE. — Ueber drainage der Bauchhöhle bei laparotomien.
*Arch. f. gynœk.*, vol. XXXVI, 3e fasc., p. 460, 1889, in
*Ann. de gyn.*, 1890, p. 65, t. XXXIII.

Pierre DELBET. — Recherches expérimentales sur le lavage du
péritoine. *Ann. de gyn.*, septembre 1889, p. 165-186.

DUFFAU-LAGARROSSE. — Intervention dans la péritonite aiguë dif-
fuse. *Thèse*, Bordeaux, 1893.

Ch. YTHIER. — Lavage du péritoine dans la laparotomie. *Thèse*,
Paris, 1888.

D. DECHAMBRE. — Péritoine, péritonites.

MICKULICZ (de Kœnigsberg). — *Gaz. hebd. de méd. et de chir.*,
1887, p. 375.

H. TRUC. — Traitement chirurgical de la péritonite. *Thèse d'ag.*,
Paris, 1886.

HEITLER. — *Sem. médicale*, 7 avril 1886, p. 141.

LAWSON-TAIT. — Traité des maladies des ovaires, trad. A. Olivier,
1886, p. 322, 371, 401.

*Lyon médical*, n° 31, 2 août 1885, p. 477. Trait. chir. de la
péritonite.

E. DUPAQUIER. — Contribut. au trait. de la périt. par la laparot.
*Thèse*, Paris, 1885.

HEYDENREICH. — *Sem. méd.*, 22 juillet 1885.

A. HEGAR-R. KALTENBACH. — Traité de gynécologie opératoire,
trad. P. Bar. Paris, 1885.

L. DEBRAND. — Traitement de la péritonite aiguë. *Thèse*, Paris,
1882.

L. MOSIMANN. — Traitement de la péritonite aiguë. *Thèse*, Paris,
1881.

Léon LABBÉ. — Valeur du drainage péritonéo-abdominal dans
l'ovariot. *Gaz. hebd. de méd. et de chir.*, n° 49, p. 788,
décembre 1880.

A. Courty. — Traité pratique des maladies de l'utérus, des ovaires et des trompes, 2ᵉ édit. Paris, 1872, p. 1095-1096.

A. Boinet. — Traité pratique des mal. des ovaires et de leur traitement. MDCCCLXVII, p. 334, 385, 396, 402.

Ravaton. — Chirurgie d'armée ou traité des plaies d'armes à feu et d'armes blanches. Paris, MDCCLXVIII, p. 231-452.

S.-P. Wells. — Trad. Rodet, tumeurs de l'ovaire. Paris, 1883.

West. — Mal. des femmes. Paris, 1870.

Nardou-Durozier. — *Thèse*, Paris, 1869.

Levrat. — *Thèse*, Paris, 1880.

Rioblanc. — Trait. chir. des périton. *Arch. de méd. et de pharm. militaires*, t. XVI, 1890, p. 229-250 et 305-325.

Sacy-Stephanesco. — *Thèse*, Strasbourg, 1870.

P.-F. Chambers.— *New-York medical Journ.*, 1888, I, p. 173-175.

Long. — Incision vaginale et drainage. *Americ. J. of obst.*, 1896, I, p. 289-290.

Grandin. — Drainage après laparotomie. *Americ. med. bull.*, 15 février 1896, compte rendu in *Americ. J. of obst.*, 1896, I, p. 612.

Ward-Pantzer, etc. — *Journal of the amer. Assoc.*, 25 juillet 1896, p. 199.
Indications du drainage après la laparotomie. Discuss. in *American Journ. of obstetrics*, 1886, p. 611-613.

P.-F. Mundé. — Le drainage après la laparotomie, avec discussion, in *Americ. J. of obstetr.*, 1887, p. 1048-1050.

A. Miller. — Incision vaginale et abdominale. *Americ. J. of obst.*, 1896, II, p. 340-348.

A.-H. Cordier. — Irrigation péritonéale et drainage. *Journal of the Americ. med. Assoc.* (Chicago), 9 juillet 1892, p, 37-41.

Heaton. — Deux cas de périt. aig. général. Practitioner, II vol., 1896, p. 154-160.

Ashby (de Buffalo). — Drainage après la lapar. et discussion, in *Americ. J. of obst.*, 1890, p. 1125-1127.

Price. — Opération précoce dans la péritonite purulente. *Med.- News*, 1890, II (9 août), p. 142.

E. Cushing. — Drainage abdominal. *Boston med. and Surg. Journ.*, 30 août 1894.

F. Watkins. — Drainage dans la ch. abdominale, in *Journ. of Americ. obstet.*, 1896, I, p. 613.

A.-H. Fergusson. — Discuss., *Americ. gyn. a. obst. J.*, mars 1896.

www.ingramcontent.com/pod-product-compliance
Ingram Content Group UK Ltd.
Pitfield, Milton Keynes, MK11 3LW, UK
UKHW020944140726
13695UKWH00003B/1202